남북한 암용어사전

South-North Korea Cancer Terminology Dictionary

국립암센터
NATIONAL CANCER CENTER

고양특례시

발간사

1991년 남북기본합의서부터 2018년 평양공동선언까지 남북한의 보건 협력이 지속하여 논의되었습니다. 하지만 올해로 77년이 되는 장기적인 분단은 우리 민족에게 커다란 상흔으로 남아 있습니다. 더욱이 환자의 생명을 다루는 의료 분야에서 질병 이름과 증상과 처방에 있어서 서로 다른 언어로 소통 장애가 발생하는 것은 건강과 보건 분야에서 분단의 고통이 늘어나는 일이 아닐 수 없습니다.

암과 관련된 분야는 의학 분야 중에서도 가장 빠른 속도로 변화하였으며 암 생존율도 과거보다 현저히 향상되었습니다. 암 분야의 의학 발전에 따라 암의 진단 및 치료 방법뿐 아니라 암의 원인, 발생 기전, 예방, 재활 등에 관한 다양한 암 관련 용어들은 남북 간에 계속 이질화할 것입니다. 남북한 동포들 사이에서, 또는 남북한 의료진 사이에서 더 이상 이런 일이 발생하지 않도록 남북한 암용어를 잘 정리하는 것은 시대적 요청이자 남북한 의료인 간 의사소통 역할을 하며 향후 남북한 암 환자들의 진료 현장에도 크게 기여할 것입니다.

이번에 발간하는 『남북한 암용어사전』은 우선 국립암센터에서 출간한 『우리말 암용어사전』을 토대로 각 진료과에서 자주 사용하는 의료용어 1,200여 개를 선별하여 『의학용어집(6판)』을 기준으로 정제하였습니다. 본문에서는 남한어, 영어, 북한어의 순으로 표제어를 제시하였으며 북한어와 영어를 기준으로 찾을 수 있도록 색인을 따로 두었습니다.

아직은 남북 간의 활발한 교류 협력에 어려움이 있습니다. 이에 국립암센터는 먼저 암이라는 질병에 대한 국가적 관리의 경험을 나누고, 한민족의 유전적 특성에 기반을 둔 암 예방 및 암 치료제 개발 연구 협력을 비롯한 보건의료기반 남북협력사업에 대해 적극적 대안을 모색하고자 합니다.

이를 위한 노력의 하나로 국립암센터는 2020년 평화의료센터를 개소하여 통일부 하나원과 『남북한 질병언어 소통사례집(2020)』을 공동 발간하였으며, 통일부 하나원-고양시와 『진료실에서 만난 북한이탈주민(2021)』을 공동 발간하고 올해 세 번째 결과물로 『남북한 암용어사전』을 발간하였습니다. 앞으로도 국립암센터는 보건의료를 기반으로 한 남북한 협력을 위해 계속 노력해 나갈 것입니다.

더불어 이번 『남북한 암용어사전』에 힘을 보태 주신 감수진과 위원들께 감사를 전합니다. 이어서 『우리말 암용어사전』부터 『남북한 암용어사전』까지 발간에 힘써 준 유금혜 저자대표와 각 진료과 의료진에게 감사의 마음을 전합니다. 그리고 평화의료센터 개소부터 힘써 주신 고양시에도 감사의 마음을 전합니다. 고양시에서 귀한 기회를 주신 덕분에 『남북한 암용어사전』이 빛을 볼 수 있었습니다.

한 사람이 꾸는 꿈은 꿈으로 그치지만 다 같이 꾸는 꿈은 현실이 된다는 말이 있습니다. 한반도 통일과 평화를 향한 우리의 비전이 언젠가 현실로 다가올 것이라고 믿습니다. 이번 사업은 여러 사정상 북측 의학자들과 함께하지 못하였지만, 이번 『남북한 암용어사전』 발간이 남북 의학자가 협력할 수 있는 계기가 되기를 기대합니다. 감사합니다.

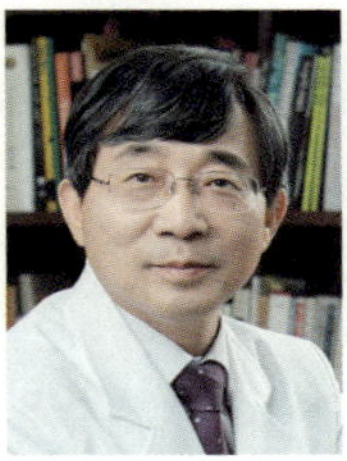

국립암센터 원장
서 홍 관

책머리에

남북한의 분단 문제는 세대가 바뀔 정도로 오랜 세월을 지내 왔기에 언어의 이질감도 커질 수밖에 없는 현실이 되었을 것입니다. 게다가 의학용어는 일상 생활에서는 잘 사용되지 않으면서 약어를 많이 사용하기에 그 격차가 더 크리라 예상했습니다. 요즘은 두꺼운 사전 대신 인터넷에서 세계 각국 언어로 번역된 짧은 글들을 찾게 되는데요. 북한 의료용어를 인터넷에서 찾기란 결코 쉽지 않습니다. 진료 현장에서 언어 소통이 안 될 때 상대방이 느끼는 순간의 혼란은 대화를 단절시키거나 오해를 불러일으키기도 하며, 원활한 관계 형성을 방해하기도 합니다.

저희가 만든 남북한 의료용어 사전은 탈북민이 느끼게 될 한국 병원의 높은 문턱을 조금 낮출 수 있으리라는 작은 기대로 시작되었습니다. 남북한 암용어 사전을 만드는 과정은 문득 일제시대 각 지방의 사투리를 모아 조선말 큰사전을 만들던 과정을 그린 영화 <말모이>를 생각나게 했으며, 묘한 사명감도 느꼈습니다.

북한의 암용어도 영어 중심의 의학용어를 따서인지 예상과 달리 전혀 이해 못 할 정도는 아니었습니다. 외진 지방의 토속 방언처럼 남북 암용어가 크게 차이 날 거라는 두려움에서 벗어날 수 있는 계기가 되었습니다.

집필에 참여해 주신 모든 분들의 노고와 지원을 아끼지 않은 고양시에 감사를 드립니다. 과거 민간 단체 중심으로 남북한 의료 교류가 이루어진 흔적을 찾을 수 있었지만, 근래의 세계적인 감염병과 국제 정세 변화로 민족의 의료 평등권 실현을 위한 활동을 할 수 없게 되어 안타까움이 지속되고 있습니다. 한반도 중심에 있는 국립암센터는 정부 및 지방자치 단체와 협력하여 미래 지향적이고 체계적인 의료 교류를 준비하기 위해 노력하겠습니다.

국립암센터 공공보건의료사업단장
평화의료센터장
정형외과 전문의
강 현 귀

집필진

감 수

은 희 철 | 서울대학교 의과대학 명예교수
전 정 희 | 이화여자대학교 간호대학 교수
최 정 훈 | 고려대학교 공공정책연구소 정책연구원

편집위원

유 금 혜 | 국립암센터 평화의료센터 건강관리팀장
강 현 귀 | 국립암센터 평화의료센터장
이 광 미 | 국립암센터 평화의료센터 기획행정팀장
이 상 훈 | 국립암센터 평화의료센터 기획행정팀 파트장
김 영 호 | 국립암센터 평화의료센터 연구원
나 은 선 | 국립암센터 평화의료센터 연구원

저자대표

유 금 혜 | 국립암센터 소화기내과

저 자

강 은 교 | 국립암센터 가정의학과
강 현 귀 | 국립암센터 정형외과
김 번 | 국립암센터 소화기내과
김 연 주 | 국립암센터 방사선종양학과
김 열 | 국립암센터 가정의학과
박 미 림 | 국립암센터 소아청소년과
박 소 현 | 국립암센터 핵의학과
박 주 용 | 국립암센터 구강악안면외과
서 동 희 | 국립암센터 가정의학과
심 효 은 | 국립암센터 진단검사의학과
엄 방 울 | 국립암센터 외과
오 현 진 | 국립암센터 소화기내과
유 기 호 | 국립암센터 외과
유 지 성 | 국립암센터 재활의학과
이 유 진 | 국립암센터 내분비내과
이 은 영 | 국립암센터 혈액종양내과
이 현 정 | 국립암센터 정신건강의학과
이 희 석 | 국립암센터 호흡기내과
임 현 주 | 국립암센터 영상의학과
정 수 경 | 국립암센터 안과
조 유 리 | 국립암센터 소화기내과
최 원 영 | 국립암센터 혈액종양내과
한 재 홍 | 국립암센터 외과

일러두기

1. 용어 수집 범위

총 24명의 국립암센터 의료진 사이에서 널리 쓰이는 암과 관련된 증상, 질병, 검사, 처치, 수술 용어를 수집하였다.

2. 표제어 배열

(1) 남측 의료용어를 표제어로 삼아 자모순으로 배열하였다.

(2) 남측 용어-영문 용어-북측 용어 순으로 정보를 수록하였다.

3. 남측 의료용어

(1) 남측 용어는 대한의사협회에서 발간한 《의학용어집》 6판을 기준으로 하였다.

(2) 특별히 긴 용어를 제외하고 대한의사협회의 기본 원칙에 따라 모두 붙여 썼다.

(3) 한글로 적는 것을 원칙으로 하되, 관용적으로 쓰이는 아라비아 숫자나 알파벳 표기도 인정하였다.

(4) 용어 일부는 국립암센터 《암용어사전》을 참고하여 간단한 용어 설명을 첨부하였다.

4. 북측 의료용어

(1) 북측 용어는 북한 의학용어 사전인 《도조의학사전》에서 확인되는 형태와 형식을 조합하여 수록하였다.

(2) 한글로 적는 것을 원칙으로 하되, 관용적으로 쓰이는 아라비아 숫자나 알파벳 표기도 인정하였다.

5. 영문 의료용어

(1) 영문 의료용어는 알파벳으로 적는 것을 원칙으로 하고, 관용적으로 쓰이는 아라비아 숫자도 인정하였다.

(2) 영문 의료용어는 대한의사협회에서 발간한 《의학용어집》 6판을 기준으로 하였다.

남한어	영어	북한어
가는바늘흡인생검, 세침흡인생검	fine needle aspiration biopsy	미세바늘흡인검사

피부를 통해 가는 바늘을 집어넣어 조직을 뽑아내어 현미경으로 관찰하는 방법. 암 진단에 사용된다.

남한어	영어	북한어
가래	sputum	가래
가래세포검사	sputum cytology	가래세포진
가로막신경, 횡격막신경	phrenic nerve	횡격막신경
가로목혈관	transverse cervical vessel	경횡혈관
가로영상, 축영상	axial view	축(면)영상
가상, 모의, 시뮬레이션	simulation	모의(실험)

방사선치료에서 사전에 치료 목표 부위를 정확히 확인하고 위치를 표시하여 치료 계획을 짜는 과정. 보통 계획용 씨티(CT)를 찍어 치료 부위를 확인하고 치료할 부위의 위치를 표시한다.

남한어	영어	북한어
가슴근, 흉근	pectoralis muscle	흉근
가슴림프관, 흉관	thoracic duct	흉관
가슴막	pleura	륵막
가슴막삼출(액)	pleural effusion	륵막저류액, 흉수

남한어	영어	북한어
가슴막천자	pleural tapping	흉수천자
가슴막천자, 흉강천자	thoracentesis	흉강천자

갈비뼈 사이에 바늘을 삽입하여 흉강(가슴막공간)의 체액을 제거하는 시술.

남한어	영어	북한어
가슴방사선영상, 흉부방사선영상	chest X-ray, chest radiograph	흉부방사선촬영, 흉부렌트겐촬영
가슴샘악성종양	malignant tumor of thymus	흉선악성종양
가슴샘종, 흉선종	thymoma	흉선암

가슴뼈 뒤, 가슴 안에 위치한 림프계의 일종인 가슴샘에서 발생한 암.

남한어	영어	북한어
가슴통증, 흉통	chest pain	흉통
가장자리궤양, 변연궤양	marginal ulcer	변연성궤양
가족성샘종용종증	familial adenomatous polyposis, FAP	가족성선종성폴리프

대장에 수많은 샘종 폴립(adenomatous polyp)이 형성되는 유전질환. *APC* 유전자에 이상이 있어 생기는 질환으로 대장암 위험도가 매우 높다. 가족성 폴립증(familial polyposis), FAP 라고도 한다.

남한어	영어	북한어
각막	cornea	각막
간경화증	liver cirrhosis, hepatic cirrhosis	간경변증
간관악성종양	malignant tumor of hepatic duct	간관악성종양

남한어	영어	북한어
간굽이, 간굴곡	hepatic flexure, right colic flexure	간만곡
간내담관암	intrahepatic cholangiocarcinoma	간내담관암
간내담관양성신생물	benign neoplasm of intrahepatic bile duct	간내담관량성종양
간담도섬광조영	hepatobiliary scintigraphy	간담도신티그람조영법
간모세포종	hepatoblastoma	간모세포종

주로 2세 전후의 남아에서 발생하며, 대장 폴립증 유전자(adenomatous polyposis coli gene, *APC* gene) 변이와 관계가 있는 소아에서 발생하는 악성 간종양. 암 조직은 태아 간세포, 성숙한 간세포와 담관세포들로 구성되어 있다. 알파태아단백(alpha-feto protein, AFP)은 간모세포종의 종양표지자로 활용될 수 있다. 수술 및 항암 화학요법으로 치료한다.

남한어	영어	북한어
간문담관암	hilar cholangiocarcinoma	간문부담관암
간문맥	hepatic portal vein	간문맥
간부전	hepatic failure	간부전
간분지	hepatic branch	간분지
간세포모양샘암종	hepatoid adenocarcinoma	간모양선암
간세포암종	hepatocellular carcinoma	간세포암종

악성 간종양으로, 간에서 발생하는 원발암 중 대부분을 차지한다. 만성 비(B)형 간염, 만성 시(C)형 간염, 간경화증, 비만이나 당뇨와 관련된 지방간, 아플라톡신 비(aflatoxin B) 등이 간암의 위험을 증가시킨다.

남한어	영어	북한어
간암	liver cancer, hepatoma	간암

간에서 원발(일차적으로 발생)한 악성종양. 원발 간암에는 간세포암종과 담관 상피암종이 대부분을 차지하고 그 외에 간모세포종, 혈관육종 등이 있다. 간암의 주된 원인은 B형과 C형

간염 바이러스의 감염이고, 그 외에 장기간의 음주 경력도 원인이 될 수 있다. 40세 이상이면서 B형, C형 간염 바이러스를 보유하고 있거나 연령에 상관없이 간경화증 진단을 받은 경우는 6개월마다 복부 초음파검사와 혈액에서 알파 태아단백 측정을 하는 것을 권장하고 있다. 간암의 치료법으로는 간절제술, 간 이식, 고주파 열치료, 에탄올 주입술, 경동맥 색전술, 항암화학요법 등이 있고, 환자의 상태에 따라 적절히 선택해야 한다.

간유리음영	ground glass opacity	간유리질음영

간이식	liver transplantation	간이식

말기 간질환 또는 간암의 치료법으로 정상인의 간을 수술적으로 떼어내고, 대상 환자에게 이식하여 간 기능을 회복시키는 수술법. 간에 한 개의 종양만 있으면서 5cm 이하일 때, 또는 종양이 3개 이하(각각 3cm 이하)이면서 암이 혈관을 침범하지 않고 간 바깥으로 전이되지 않았을 때 간 이식을 고려할 수 있다.

간전이	liver metastasis	간전이

간 외의 다른 장기에서 발생한 암이 혈액이나 림프관을 통해 간으로 전파되거나, 부근의 다른 장기에서 생긴 암이 직접 간으로 확산되어 암이 형성된 상태. 간동맥(hepatic artery)과 문맥(portal vein)으로부터 이중으로 혈액을 공급받고 있는 간은 혈액순환이 풍부해 다른 장기에서 생긴 암이 잘 전이된다. 소화기에서 기원한 암이 가장 많으며 그 외 유방, 난소, 기관지, 콩팥 등에서 자주 간으로 전이된다.

간절제	hepatectomy, hepatic resection	간절제술

부분적 또는 완전하게 간을 잘라내는 수술. 간암의 경우 간경화증이 없거나 그 정도가 심하지 않아 간 기능이 충분하다고 판단될 때 간절제술을 시행할 수 있다.

간정맥폐쇄질환	sinusoidal obstruction syndrome	간정맥폐쇄질환
간헐공기압박치료	intermittent pneumatic compression	간헐공기다리압박
간흡충증	clonorchiasis	간흡충증, 씨비리간흡중증

남한어	영어	북한어
갈비뼈, 늑골	rib	륵골, 갈비뼈
갈비사이위팔신경, 늑간상완신경병증	intercostobrachial neuropathy	륵간상박신경염
감금	incarceration	감금, 구류
감기	common cold	감기, 상기도감염
감마나이프	gamma knife	감마나이프

특정한 병터에 집중적으로 많은 양의 감마선을 쪼여 치료하는 방법. 주로 뇌에 있는 병터에 많이 사용하지만 눈, 척추 등 다른 부위의 병터에도 사용한다. 감마나이프를 수행하려면, 병터가 있는 몸의 한 부분을 고정하고 여러 다른 각도에서 나오는 감마선을 병터에만 집중적으로 쪼일 수 있는 특별한 기계 장치가 필요하다. 따라서 정위적 방사선수술이라고도 부른다. 감마나이프는 실제 칼이란 의미는 아니며 엘렉타(Elekta)사의 상품명이다.

남한어	영어	북한어
감마카메라	gamma camera	감마카메라
감별진단	differential diagnosis	감별진단
감시, 감독	surveillance	감시검사
감시림프절	sentinel lymph node	쎈티넬림파절, 중후림파절

암세포가 원발종양에서 림프관을 통해 처음으로 확산하는 림프절. 암세포는 다른 림프절로 확산되기 전에 감시림프절에서 처음으로 나타날 가능성이 크다.

남한어	영어	북한어
감시림프절생검	sentinel lymph node biopsy	쎈티넬림파절생검

감시림프절에서 시행하는 조직검사. 림프절 전이의 경우, 림프절이 순차적으로 전이되므로 종양에서 연결되는 첫 림프절의 상태를 확인하면 다음 림프절의 전이 상태를 짐작할 수 있다. 첫 림프절을 '감시림프절'이라고 한다. 예를 들어, 유방암에서 유방 조직 제거 후 1~3개 정도의

림프절을 제거하여 전이가 확인되지 않으면 전체 겨드랑 림프절절제술을 시행하지 않는다. 감시림프절 수술을 받은 환자는 겨드랑 림프절절제술을 받은 경우에 비해 림프부종이나 장액종(seorma)이 생길 확률이 훨씬 낮다.

갑년	pack year	갑년

장기간에 걸쳐 사람이 흡연한 양을 측정하는 방법. 하루에 피운 담뱃갑의 수와 흡연한 연도 수를 곱하여 계산한다. 예를 들어 1갑년은 1년 동안 하루에 1갑을 피우는 양이며 이는 반년 동안 하루에 2갑을 흡연하는 것과 같다.

갑상샘글로불린	thyroglobulin	티로글로불린

갑상선세포에 저장되어 있는 갑상선호르몬의 한 형태. 갑상선이 제거되면 티로글로불린이 혈중에서 검출되지 않는 특징을 이용하여 수술 후 갑상선 암의 재발 여부를 감지하는 검사로 사용된다.

갑상샘수질암	medullary thyroid cancer	갑상선수질암

갑상선의 시(C)세포에서 생긴 암. 유전형과 산발형이 있으며, 유전형의 경우 *RET* 유전자의 돌연변이가 암이 생기는 데 영향을 미친다. 산발형에 비해 갑상선의 양쪽에 생기는 경우가 많고, 다발 내분비샘종양의 형태로 생기는 경우가 많다.

갑상샘스캔	thyroid scan	갑상선스캔

요오드나 technetium-99m (99mTc) 등의 방사성핵종을 정맥주사하고 10~20분 후에 스캔하여 갑상선영상을 얻는 검사법. 검사를 통해 갑상선의 형태와 기능 변화 등을 파악할 수 있다.

갑상샘암	thyroid cancer	갑상선암

갑상선에서 생기는 암. 대부분은 유두암이며 그 이외에 소포(여포)암, 저분화암, 미분화암, 수질(속질)암 등이 있다. 대부분의 갑상선암은 아무런 증상이 없으나 암이 진행된 경우 목에 덩어리가 만져질 수 있고, 성대신경 침범으로 인한 목소리 변화가 초기 증상으로 나타날 수 있다. 갑상선암은 부분 완치가 가능하고 예후가 좋은 암으로 치료 방법으로는 수술, 방사성 요오드치료, 갑상선호르몬치료, 외부 방사선조사, 항암 화학요법 등이 있다.

갑상샘영상판독및데이터시스템	thyroid imaging reporting and data system, TI-RADS	갑상선영상판독및자료체계

남한어	영어	북한어
갑상샘절제	thyroidectomy	갑상선절제술

갑상선의 일부 혹은 전부를 제거하는 수술.

남한어	영어	북한어
갑상선소포암	follicular thyroid cancer	갑상선소(려)포암
강내근접요법	intracavitary brachytherapy	강내단거리료법, 근접쪼임료법
강도변조방사선요법, 세기조절방사선요법	intensity modulated radiation therapy	세기조절방사선치료
강도변조양성자요법, 세기조절양성자요법	intensity modulated proton therapy	세기조절양성자치료
강화항암요법	consolidation chemotherapy	공고화학료법

초기 치료 후 암세포가 검사에서 발견되지 않는 상황에서 남아있을 수 있는 암세포를 죽이기 위해 시행하는 치료법. 방사선치료, 조혈모세포 이식, 항암요법 등이 포함된다. 강화치료 혹은 완화 후 치료라고도 한다.

남한어	영어	북한어
객혈	hemoptysis	각혈
거대세포바이러스	cytomegalovirus, CMV	찌토메갈로비루스

건강한 사람에게는 평생 동안 비활성 보균 상태로만 존재하나 조혈모세포 이식 환자나 백혈병, 림프종 환자와 같이 면역체계가 억제되어 있는 경우 심각한 폐렴의 원인이 될 수 있는 바이러스. 약자로 CMV라고 한다.

남한어	영어	북한어
거대세포형골육종	giant cell rich osteosarcoma	거대세포골육종
검사대	gantry	간트리
겨드랑갈퀴막증후군	axillary web syndrome	액와막증후군
겨드랑림프절절제	axillary lymph node dissection	액와림파절박리, 곽청
결막	conjunctiva	결막

남한어	영어	북한어
결막염	conjunctivitis	결막염
결장	colon	결장
결장암	colon cancer	결장암

결장 조직에서 발생한 암. 대부분이 샘암(선암)이다.

남한어	영어	북한어
결장용종	colon polyp	결장폴리프

대장 점막에 비정상적으로 점막이 자라거나 비후하여 돌출된 병터. 대부분은 양성이나 드물게 암이 되기도 한다. 폴립은 크게 종양형과 종양이 아닌 두 가지로 보통 구분한다. 폴립의 크기가 크면 암으로 이행될 가능성이 커서 제거하는 것이 좋다. 대장 용종이라고도 한다.

남한어	영어	북한어
결장절제술	colectomy	결장절제술

대장(결장)의 일부 또는 전부를 제거하는 수술 방법. 크게 개방절제술과 복강경 보조절제술의 두 가지 방법이 있다. 개방절제술이란 복벽에 한 곳을 길게 절개하고 직접 대장을 보면서 제거하는 수술이며, 복강경 보조절제술은 복벽 여러 군데를 작게 절개하고 절개한 곳을 통하여 비디오카메라를 보면서 장을 제거하는 수술법이다.

남한어	영어	북한어
결장직장	colorectum	결장직장
결장폐색	colonic obstruction	결(대)장폐색
결절, 소절	nodule	결절
결핵	tuberculosis, TB	결핵
결핵균중합효소사슬반응	tuberculosis polymerase chain reaction, TB PCR	결핵폴리메라제(중합효소)련쇄반응
경구절제	peroral excision	경구절제
경피적카테터배액술	percutaneous catheter drainage, PCD	경피적카테테르배액술

남한어	영어	북한어
경화, 강화	consolidation	가골경화, 공고
경화상피모양섬유육종	sclerosing epithelioid fibrosarcoma	경화상피모양섬유육종

결합조직에서 발생하는 드문 유형의 육종. 천천히 자라는 종양이지만 재발하거나 치료 후 수년 뒤에 몸의 다른 부분으로 퍼지기도 한다. 보통 중년 이상의 성인에서 발생하고 어린이와 청소년에게서 드물게 발생한다.

남한어	영어	북한어
경흉강식도절제술	transthoracic esophagectomy	경흉장식도절제술
곁주머니	diverticulum	게실

위장관이나 방광 등 빈 공간이 있는 장기 벽의 일부가 주머니가 같이 돌출되어 나와 있는 상태. 게실이라고도 한다.

남한어	영어	북한어
곁주머니염	diverticulitis	게실염

위장관이나 방광 등 빈 공간이 있는 장기 벽의 일부가 주머니같이 돌출되어 나온 곳에 생기는 염증. 대장에 가장 많으며 간혹 염증이 심해지면 고름집을 형성하거나 터지기도 한다.

남한어	영어	북한어
고강도집속초음파	high-intensity focoused ultrasound, HIFU	고강도집속초음파

높은 에너지의 음파를 이용하여 세포나 조직을 파괴하는 방법. 음파가 열을 발생하여 세포를 죽인다. 주로 전립선암의 치료에 이용되며 때때로 자궁근종, 자궁 샘근육증(자궁선근증)의 치료에도 사용된다.

남한어	영어	북한어
고도선택미주신경절단	highly selective vagotomy	초선택미주신경절단(술)
고등급표면골육종	High grade surface osteosarcoma	고등급표면골육종
고샅탈장, 서혜탈장	inguinal hernia	서혜탈장, 서혜헤르니아

남한어	영어	북한어
고열, 고체온	hyperthermia	고체온, 고열, 과(고)온증
고요산혈증	hyperuricemia	뇨산과잉혈증, 고뇨산혈증

요산이 혈액에 비정상적으로 상승한 상태. 종양 용해 증후군의 일부로 발생하고 방치하면 신부전(콩팥 기능장애)을 일으킬 수 있다. 주로 급성 백혈병 및 림프종의 항암치료 중에 발생한다.

남한어	영어	북한어
고유근(육)층	muscularis propria	고유근층
고유판	lamina propria	고유층
고정기구	immobilization device	고정기구
고주파열지짐	radiofrequency ablation, RFA	고주차소작(술)

간에 발생한 악성종양에 전극을 삽입하여 고주파에 의해 발생하는 열로 암세포를 제거하는 시술.

남한어	영어	북한어
고통, 고충, 곤란	distress	곤란, 고통, 아픔

슬픔, 두려움, 우울, 불안 또는 외로움을 느끼게 하는 정서적, 사회적, 영적 또는 신체적 고통. 고통이 있는 사람들은 정상적인 생활 활동이나 암과 같은 질병에 의해 야기되는 변화를 관리하거나 대처하는 데 문제가 있을 수 있다. 암 환자는 신체적 증상뿐 아니라 치료에 적응하는 데도 여러 어려움을 느낄 수 있다.

남한어	영어	북한어
고환악성종양	malignant tumor of testis	고환악성종양
고환암	testicular cancer	고환암

고환 조직에 형성된 암. 젊은이나 중년 남성에서 주로 발생한다. 대부분의 고환암은 생식세포에서 발생하며, 이를 고환 생식세포종양이라고 한다.

남한어	영어	북한어
골감소증	osteopenia	뼈(골)감소증

남한어	영어	북한어
골괴사	osteonecrosis	뼈(골)괴사
골다공증	osteoporosis	뼈성김증, 뼈(골)다공증, 뼈(골)증

뼈조직의 감소로 뼈의 두께 및 밀도가 감소하여 골절이 잘 발생하는 질환. 폐경기 여성에서 많이 발생한다. 골다공증의 원인으로는 나이, 호르몬 변화, 약물 복용, 칼슘과 비타민 D 섭취 부족 등이다. 암 환자나 암 치료 과정 중에서도 골다공증이 잘 오는 것으로 알려졌다.

남한어	영어	북한어
골막골육종	periosteal osteosarcoma	방골골육종, 골막골육종

뼈막의 바깥에서 주로 발생하며 서서히 자라는 뼈육종. 긴 뼈의 뼈끝에서 주로 많이 발생하며 전이율은 비교적 적다.

남한어	영어	북한어
골모세포경화골육종	osteoblastic - sclerosing type osteosarcoma	골아세포경화골육종
골모세포골육종	osteoblastic osteosarcoma	골아세포골육종
골모세포종유사골육종	osteoblastoma-like osteosarcoma	골아세포종유사골육종
골반내용물적출	pelvic exenteration	골반내장기적출술

방광, 요관 아랫부분, 질, 자궁, 자궁부속기, 직장, 항문, 인접한 림프절을 제거하는 수술. 수술 범위에 따라 장루(장샛길)와 요루(요샛길)를 만들어 줄 필요가 있다.

남한어	영어	북한어
골반바닥근, 골반저근	pelvic floor muscle	골반저근
골반바닥기능저하, 골반저기능저하	pelvic floor dysfunction	골반저기능부전, 기능장애
골수, 뼈속질	bone marrow	골수

뼈 안에 존재하는 스펀지 같은 조직. 백혈구, 적혈구, 혈소판 같은 혈액세포를 만들어 공급한다. 골수에는 혈액 줄기세포가 있어 계속 분열하고 발달하여 혈액세포를 생산할 뿐 아니라, 뼈를 구성하는 줄기세포도 존재한다. 면역기능을 담당하고 있는 백혈구를 생산하기 때문에 면역 체계에도 매우 중요한 조직이다.

골수검사 | bone marrow examination | 골수검사

골수섬유증 | myelofibrosis | 골수섬유증

골수 조직이 섬유 조직으로 대체되는 질환. 골수에 원발성으로 발생하기도 하고 만성 골수성 백혈병 같은 다른 질환의 일부로 발생하기도 한다.

골수육종 | myeloid sarcoma | 골수모양육종

골수종 | myeloma | 골수종

골수 형질세포에서 기원하는 종양으로 형질세포질환에 속하는 원발 종양. 형질세포질환은 마크로글로불린혈증과 형질세포종도 포함하며, 형질세포종이 다발성으로 존재할 경우에는 다발골수종이라고 한다.

골수증식신생물 | myeloproliferative neoplasm | 골수증식종양

골수에서 적혈구나 백혈구 혹은 혈소판을 지나치게 많이 만들어 내는 질환으로 골수증식질환과 동의어. 골수증식종양은 시간이 지날수록 더 많은 혈액세포가 골수 혹은 혈액에 쌓이면서 점점 악화한다. 이로 인해 출혈, 빈혈, 감염, 피로 등의 증상이 나타나고 일부 질환의 경우 급성 골수성 백혈병으로 진행하기도 한다. 만성 골수성 백혈병, 참 적혈구증가증, 본태 혈소판증가증, 원발 골수섬유증, 만성 호중구 백혈병, 만성 호산구 백혈병 등이 해당된다. 오랜 시간에 걸쳐 천천히 진행하므로 만성 골수증식종양이라고도 한다.

골수형성이상증후군 | myelodysplastic syndrome | 골수이형성증후군

골수에서 건강한 혈액세포(백혈구, 적혈구, 혈소판)가 충분히 만들어지지 않고 비정상세포가 혈액과 골수에서 발견되는 혈액암의 일종. 건강한 혈액세포가 부족하면 감염, 빈혈, 출혈 등의 증상이 발생할 수 있다. 골수 형성이상 증후군은 급성 골수성 백혈병으로 진행하기도 한다. MDS라고도 한다.

남한어	영어	북한어
골수형질세포종	medullary plasmacytoma	골수형질세포종

다발골수종세포가 뼈속질 바깥에 고형 종양과 비슷하게 덩어리를 형성한 상태. 다발골수종과 동일하게 취급된다.

남한어	영어	북한어
골수흡인, 생검	bone marrow aspiration, biopsy	골수흡인, 생검

골반뼈나 가슴뼈 혹은 허벅지뼈에서 골수를 빨아들여(흡인) 채취하는 검사법. 채취하고자 하는 부위의 피부와 뼈막을 국소마취한 후 골수흡인용 특수 바늘을 뼈에 찔러 넣어 액체 상태의 골수를 흡인 채취한다. 이어서 골수생검용 특수 바늘을 이용하여 골수 생검을 같이 시행하는 경우가 많다.

남한어	영어	북한어
골외유잉육종	extraskeletal ewing sarcoma	골외유잉육종, 골수원성육종, 골혈관내피종
골외점액유사연골육종	extraskeletal myxoid chondrosarcoma	골외점액성연골육종
골육종	osteosarcoma	골육종

소아와 청소년기에 발생하는 뼈종양 중 가장 흔한 종류. 뼈 형성 조직에서 발생하므로 종양 내에 뼈 조직이 나타난다. 10~25세에 주로 발생하고, 넙다리뼈(대퇴골) 말단부, 정강뼈(경골) 상단부, 위팔뼈(상완골) 상단부의 뼈몸통끝(metaphysis)에서 발생한다. osteogenic sarcoma 라고도 한다.

남한어	영어	북한어
골종양	bone tumor	골종양, 뼈암
공기액체층	air fluid level	공기액체층
공막	sclera	공막
공장, 빈창자	jejunum	공장
공장낭	jejunal pouch	공장낭

남한어	영어	북한어
공황발작	panic attack	공황발작
공황장애	panic disorder	공황장애
과립(백혈)구	granulocyte	과립구
관내근접요법, 관내근접치료	intraluminal brachytherapy	관강내의근접쪼입료법
관내방사선요법	endoluminal radiotherapy	관내방사선료법
관내유두종	intraductal papilloma	관내유두종
관상동맥	coronary artery	심장동맥
관상영상	coronal view	관상영상
관절조영술	arthrography	관절조영(촬영)법
광범위내성결핵	extensive drug-resistant TB, XDR	광범위내성결핵
광범위큰B세포림프종	diffuse large B cell lymphoma	미만성대세포성림파종
괴사궤양잇몸염	necrotizing ulcerative gingivitis	괴사성궤양잇몸염
괴사소장대장염	necrotizing enterocolitis	괴사성대장염
구불결장	sigmoid colon	S상결장
구불결장내시경	sigmoidoscopy	S상결장경

내시경을 이용하여 직장(rectum)과 구불창자(sigmoid colon)까지 관찰하는 검사법. 검사하는 중에 조직검사 및 치료를 할 수 있다.

남한어	영어	북한어
구역, 메스꺼움	nausea	메쓰꺼움

남한어	영어	북한어
구인두암	oropharyngeal cancer	중인두암

여린 입천장, 혀의 기저부 및 편도선을 포함하여 입의 뒤쪽 목구멍 부분 구강인두 조직에서 발생하는 암. 대부분은 편평세포암종이다.

남한어	영어	북한어
구토	vomiting	게우기, 토물
구획증후군	compartment syndrome	분류증후군
국소림프절종양제어	locoregional tumor control	국소림파절종양제어
국소실패	local failure	국소실패
국소영역재발	locoregional recurrence	국소령역재발
국소재발	local recurrence	국소재발
국소제어	local control	국소제어
굴절, 굴절검사	refraction	반사검사
궤양결장염, 궤양대장염	ulcerative colitis	궤양성대장염
그레이	Gray	그레이

방사선 흡수량을 나타내는 국제단위. 1Gy는 1kg의 물질에 1joule의 방사선 에너지가 흡수되는 양이다.

남한어	영어	북한어
그물막, 망	omentum	망막
그물막고정	omentopexy	대망막고정술
그물막주머니, 망낭	omental bursa	망막낭

남한어	영어	북한어
그물막지방, 그물막케이크	omental cake	대망막케잌
극초단파지짐	microwave ablation	마이크로파료법, 극초단파료법
근시	myopia	근시
근육감소, 근감소증	sarcopenia	근감소증
근육병증	myopathy	근장애, 미오파티아, 근질병
근접요법	brachytherapy	단거리료법, 근접쪼임료법, 근거리방사선치료법

방사성동위원소를 바늘, 알갱이(seed), 철사(wire), 카테터(catheter) 안에 밀봉하고, 암의 내부 혹은 주변부를 치료하는 내부 방사선치료법. 임플란트 방사선치료(implant radiation therapy), 내부 방사선치료(internal radiation therapy)라고도 한다.

남한어	영어	북한어
근치목절제, 근치적경부청소술	radical neck dissection	근치적경부림파절박리

두경부암(머리와 목 부위의 암)이 있을 경우 목 림프절을 제거하고 동시에 주변 혈관이나 신경, 근육도 함께 잘라 제거하는 수술 방법.

남한어	영어	북한어
금표식자	gold marker	금표식자, 금표지자

인체 내부에 위치를 표시하기 위해 삽입하는 작은 표지물. 주로 방사선치료 혹은 수술 시 종양의 위치를 찾기 위해 사용한다. 예를 들어, 금으로 만든 알갱이를 전립선에 삽입한 후 방사선치료를 할 때마다 위치를 확인하면서 수행하면 정상 조직에 손상을 덜 주면서 방사선 용량을 더욱 높일 수 있어 보다 좋은 치료 계획을 세울 수 있다.

남한어	영어	북한어
급성간염	acute hepatitis	급성간염
급성거부반응	acute rejection	급성거절(반응)
급성골수백혈병	acute myeloid leukemia	급성골수성백혈병

미성숙 백혈구인 골수모세포가 골수와 혈액에 다량으로 출현하는 급성 백혈병의 일종. acute myeloblastic leukemia, acute nonlymphocytic leukemia, AML, ANLL이라고도 한다.

급성림프구백혈병	acute lymphoblastic leukemia	급성림파아구성백혈병

급성 백혈병의 일종으로 미성숙 림프구가 다량으로 생성되는 급성질환. acute lymphocytic leukemia, ALL이라고도 한다.

급성복증	acute abdomen	급성복증
기계적장폐색증, 기계적장폐쇄	mechanical ileus	기계적장페색, 기계적장불통증
기관	trachea	기관
기관견딤선량	organ tolerance dose	장기견딤선량, 장기허용선량
기관지	bronchus	기관지
기관지경유폐생검	transbronchial lung biopsy	경기관지(적)생검

기관지경을 통해 폐 조직을 떼어 조직검사하는 방법.

기관지경유흡인세포검사	transbronchial aspiration cytology	경기관지흡인세포검사

기관지경을 통해 폐세포를 흡인하여 현미경 하에서 세포의 병적 변화를 관찰하는 검사법. 암이나 기타 신체의 병터를 진단하고 그 조직의 상태를 알아내는 방법.

남한어	영어	북한어
기관지내시경술	bronchoscopy	기관지내시경

코 또는 입을 통해 내시경을 기도로 삽입하여 기관, 기관지, 폐의 내부를 검사하거나 현미경 관찰을 위해 조직을 떼어내는 시술. 암을 진단하기 위해 많이 사용하나 병적 상태를 치료하기 위해서도 시행된다.

기관지세척	bronchial washing	기관지세척술

기관지내시경을 입 혹은 코를 통하여 기관지에 넣고 적은 양의 식염수로 공기 통로의 표면을 세척하고 세척액을 수집한 후, 현미경으로 관찰하는 검사법. 암세포 혹은 전암세포를 찾거나 감염 여부를 판단하기 위해 시행한다.

기관지암종	bronchogenic carcinoma	기관지암

기관지 혹은 세기관지 점막에서 기원한 폐암. 기관지 점막에서 기원하였으나 점차 진행되면 기관지 벽과 폐 실질조직을 침범하고 주위 림프조직과 다른 장기로 전이된다. 소세포(small cell) 폐암과 비소세포(non-small cell) 폐암이 있다.

기관지폐포세척	bronchoalveolar lavage, BAL	기관지페포세척
기관지확장제	bronchodilators	기관지확장약(제)
기관지확장증	bronchiectasis	기관지확장증
기능목절제	functional neck dissection	기능적경부림파절박리
기면, 졸림	somnolence	잠에 취한 상태
기면성, 기면상태	lethargy	잠병, 기면상태
기억	memory	기억
기종, 공기증, 폐기종, 폐공기증	emphysema	기종, 페기종

남한어	영어	북한어
기침	cough	기침
기침약, 진해제	antitussive drugs	진해약(제), 기침멎이약
기흉	pneumothorax	기흉(증)

남한어	영어	북한어

나비굴경유수술, 접형동경유수술 | transsphenoidal surgery, TSA | **경설상동수술, 뇌하수체절제술**

수술 기구가 나비굴(sphenoid sinus)을 통과하여 이루어지는 수술법. 뇌하수체 및 뇌하수체 주변부에 있는 종양을 제거할 때 많이 시행하는 수술로 콧구멍을 통해서 삽입된 수술 기구가 나비굴을 지나서 뇌하수체에 도달하게 된다.

나선형단층치료 | helical tomotherapy | **라선형단층치료**

난소상피암 | epithelial ovarian cancer | **상피성란소암**

난소를 덮고 있는 상피에서 발생하는 난소암. 난소암의 대부분을 차지한다. 자궁관암(난관암)과 일차 복막암은 상피성 난소암과 비슷한 특징을 보임으로 같은 방법으로 병기 분류 및 치료를 한다.

난소생식세포종양 | ovarian germ cell tumor | **란소배세포종양**

난소 생식세포에서 발생하는 가장 흔한 난소종양. 태생 초기에 난소 내에 남아있던 미분화 배세포에서 발생하는 종양이다. 난소와 고환에서 특히 많이 볼 수 있으며, 중추신경계를 포함하여 신체의 다른 곳에서 나타날 수도 있다. 대부분 20세 이하의 젊은 여성에서 발생한다.

난소암 | ovarian cancer | **란소암**

난소에 발생하는 암. 난소를 덮고 있는 상피에서 기원하는 난소 상피암과, 난세포에서 기원하는 악성 종자세포암이 대부분을 차지한다. 자궁관암(난관암)과 원발 복막암은 난소 상피암과 비슷한 특징을 보이므로 같은 방법으로 병기 분류 및 치료를 한다.

난시 | astigmatism | **란시**

날개입천장오목, 익구개와 | pterygopalatine fossa | **익상구개와**

날문 | pylorus | **위유문**

날문방절제 | antrectomy | **유문(동)절제술**

남한어	영어	북한어
날문보전위절제	pylorus preserving gastrectomy, PPG	유문보전위절제술
날문보전췌(장)십이지장절제	pylorus preserving pancreaticoduodenectomy	유문보존십이지장취장절제술
날문폐쇄	pyloric obstruction	유문폐쇄
날장관증후군	efferent loop syndrome	수출각증후군
내시경역행담췌관조영	endoscopic retrograde cholangiopancreatography, ERCP	내시경적역생성담도취관조영(검사)법

내시경과 방사선을 같이 이용하여 담관과 췌관의 이상을 관찰하는 검사법. 내시경을 샘창자(십이지장)까지 삽입하고, 샘창자 유두부를 통하여 담관 및 췌관에 조영제를 주입한 후, 방사선 촬영하여 영상을 얻는 검사법이다.

남한어	영어	북한어
내시경점막밑박리	endoscopic submucosal dissection	내시경적박리
내시경점막절제	endoscopic mucosal resection	내시경적점막절제
내시경초음파	endoscopic ultrasound	내시경적초음파
내용물적출, 안와내용물제거	exenteration	안와내용제거(술), 내용제거(술)내장적출술
내장가슴막	visceral pleura	내장의흉막(페륵막)
내장적출, 내용물적출, 내장탈출, 안구내용적출	evisceration	내장적출술
내치핵	internal hemorrhoids	내치핵, 내치질

ㄴ

남한어	영어	북한어
냉동요법	cryotherapy	랭동료법
냉동지짐, 동결절제	cryoablation	랭동치료

저온 물질을 이용하여 조직을 얼려 파괴하는 치료법. 저온 물질로 많이 사용하는 것은 액화질소이며 그 이외에도 액화아산화질소, 아르곤 가스, 드라이아이스(dry ice) 등도 사용될 수 있다. 저온 물질을 직접 환부에 접촉하는 방법도 있으며 냉동 더듬자(프로브)를 사용하는 경우도 있다. 얼리는 것과 녹이는 것을 반복하면 조직 파괴가 더 효율적으로 이루어진다. 수술하기 곤란한 경우에 보조적으로 사용하기도 하나 일차적으로 사용하는 경우도 있다. 냉동수술(cyosurgery), 냉동요법(cryotherapy)이라고도 한다.

남한어	영어	북한어
넓은목근	platysma muscle	편평근, 평편족근육
녹내장	glaucoma	록내장
뇌종양	brain tumor	뇌종양

머리뼈 내부에 생기는 종양을 의미하는 포괄적 용어. 뇌종양은 뇌 자체에서 발생한 원발 뇌종양과 다른 장기에 발생한 암이 뇌로 퍼져서 발생한 전이 뇌종양으로 구분한다. 원발 뇌종양은 종양이 발생한 뇌 조직세포의 종류에 따라 다양하게 분류할 수 있다. 뇌종양은 양성종양일 수도, 악성종양일 수도 있는데 악성인 정도에 따라 1등급부터 4등급으로 구분한다. 등급이 올라갈수록 악성도가 높다. 뇌종양의 증상으로는 뇌종양 덩어리가 뇌를 압박하여 발생하는 뇌압상승 증상(두통, 구토)과 뇌종양의 위치와 관련하여 영향을 받는 뇌 또는 신경 부위에 따라 다양한 증상(마비, 근력저하, 시력장애, 청력장애, 언어능력장애, 성격 변화, 얼굴신경마비, 발작 등)이 나타날 수 있다. 뇌종양의 치료법으로는 수술, 방사선치료, 항암화학요법 등이 있다. 치료가 필요한 뇌종양의 경우 수술을 시행하는 경우가 가장 많으나 특정 종양은 방사선치료로 치료할 수도 있다. 2016년도 한국 통계자료에 의하면 1년간 새로 발생한 암 중에서 0.8%가 뇌종양이었다. 뇌종양 중에서는 신경상피세포종양이 83.9%로 가장 많았으며, 그중에서도 신경아교종이 80%로 가장 흔했다.

남한어	영어	북한어
뇌관악성종양	malignant tumor of brain stem	뇌간악성종양
뇌사자간이식	deceased donor liver transplantation	뇌사자간이식

남한어	영어	북한어
뇌수조섬광조영, 뇌수조스캔	cistern scintigraphy	뇌조신티그래피
뇌수조조영	cisternography	뇌조조영술

방사성동위원소를 척수 공간(강) 내로 주입한 후 감마카메라로 촬영하여 뇌척수액의 흐름과 단절을 확인하는 조영술.

뇌압상승	increased intracranial pressure	뇌압상승
뇌줄기신경(아)교종, 뇌간신경(아)교종	brainstem glioma	뇌간신경교종

뇌줄기 부위에 발생한 신경아교종.

뇌줄기종양	brain stem tumor	뇌간종양

뇌줄기 부위에 발생한 종양을 의미하는 포괄적 용어. 뇌줄기는 대뇌 반구와 목 척수 사이에 위치하는 줄기처럼 생긴 뇌 조직으로 중간뇌, 다리뇌, 숨뇌로 구성된다. 뇌줄기는 생명 유지에 필수적인 호흡, 심장박동, 혈압, 삼킴, 의식 수준을 조절하고 뇌의 신경 신호를 전달하는 역할을 한다.

뇌척수액검사	CSF examination	뇌척수액검사
뇌척수조사, 두개척수조사	craniospinal irradiation	쪼임, 방사선(치료)
뇌하수체샘종	pituitary adenoma	뇌하수체종

뇌하수체에 발생하는 종양. 뇌하수체는 뇌의 바닥 면에 위치하는 완두콩 크기의 기관으로 여러 종류의 호르몬을 생산한다. 뇌하수체종양은 대부분 양성종양으로 증상이 없는 경우가 많으나 종양으로 인해 호르몬 분비가 영향을 받는 경우 해당 호르몬에 따른 다양한 증상이 나타날 수 있다.

누출가슴막삼출	transudative pleural effusion	려출성흉수, 려출성륵막삼출
눈곱	eyewax	눈꼽

남한어	영어	북한어
눈금매기기, (측정)보정, 교정	calibration	교정
눈꺼풀	eyelid	눈까풀
눈꺼풀처짐, 안검하수, 탈출(증)	ptosis	하수(증)
눈물	tearing	눈물
눈바깥근육, 외안근	extraocular muscle, ocular muscle	외안근
눈암	eye cancer	눈암, 눈종양

눈에서 발생하는 안구내종양(intraocular tumor)과 눈 주위 조직에서 발생하는 눈확종양(안와종양, orbital tumor)을 포괄하는 용어. 눈에 잘 오는 암으로는 멜라닌색소를 공급하는 세포에서 시작하는 흑색종, 눈의 구조를 덮는 조직에서 기원하는 암종, 면역 관련 세포에서 기원하는 림프종, 망막에서 기원하는 망막모세포종 등이 있다.

남한어	영어	북한어
눈차폐	eyeshield	눈차페, 눈차단

남한어	영어	북한어
다(발)신경병증	polyneuropathy	다발성말초신경장애
다발골수종	multiple myeloma	다발성골수종

골수에서 항체를 생산하는 형질세포(plasma cell)가 비정상적으로 증식하는 혈액질환. 특히 뼈를 침윤(침범)하는 것이 특징이고 면역 장애, 조혈 장애 및 신장 장애를 일으킨다. 뼈의 용해성 병변, 신부전(신장 기능 부족), 빈혈, 반복되는 감염 등으로 인한 뼈 통증, 어지럼증 등의 여러 가지 임상 증상을 나타낸다. 임상 증상이 나타나기 전에 보통 일정 기간의 무증상 기간이 선행되며 다발골수종 환자의 20%는 증상 없이 우연히 발견된다. 고령층에서 설명할 수 없는 빈혈이나 신장 기능 이상, 뼈 통증, 병적 골절 등이 나타날 수도 있다.

남한어	영어	북한어
다발내분비샘신생물	multiple endocrine neoplasia, MEN	다발성내분비선종양, 다발성내분비계신생물

여러 내분비샘에 샘종이 발생하는 증후군. 대부분 가족성으로 생기며, 보통염색체 우성질환으로 알려져 있다. 내분비종양이 있는 경우 추가 검사가 필요하다. MEN이라 불리며 1형, 2A형, 2B형의 3가지 유형이 있다.

남한어	영어	북한어
다엽조준기	multileaf collimator	다엽조준기
다제내성결핵	multidrug-resistant tuberculosis, MDR	다제내성결핵
다형태샘종유래암종, 악성다형태샘종	carcinoma ex pleomorphic adenoma	다형성선종악성
다형태지방육종	pleomorphic liposarcoma	다형성지방육종

지방세포에서 발생하여 빠르게 성장하는 드문 연조직육종. 주로 팔이나 다리의 연조직에 발생하나 복부, 가슴에 나타나기도 한다. 치료 후 자주 재발하며, 폐를 포함한 신체의 다른 부위로 전이되는 경우도 있다. 고령자에게 주로 발생하며, 어린이와 청소년에게는 드물게 발생한다.

남한어	영어	북한어
다형태횡문근육종	pleomorphic rhabdomyosarcoma	다형성횡문근육종

남한어	영어	북한어
단독내성결핵	monoresistant tuberculosis	단독내성결핵
단순포진	herpes simplex	단순포진
단일광자(방출)컴퓨터단층촬영	single Photon emission computed tomography, SPECT	단일광자방출단층촬영

소량의 방사능 물질을 정맥을 통해 체내에 흡수시킨 후, 흡수된 세포에서 나오는 방사능을 감지하여 영상을 만들어 내는 특수한 컴퓨터 단층촬영(CT). 단일광자 방출 컴퓨터 단층촬영은 체내 조직으로의 혈류나 화학반응(대사)을 감지할 수 있다. SPECT라고도 한다.

남한어	영어	북한어
단일폐결절	solitary pulmonary nodule	고립성폐결절
단층방사선요법	tomotherapy	단층(방사선)치료
담관악성종양	malignant tumor of bile duct	담관악성종양
담관암종	cholangiocarcinoma	담도암

담관세포에서 발생하는 종양. 주로 샘암종(선암종)으로 일반적으로 담도암이라고 하면 담관 샘암종을 가리킨다. 간외 담도암은 발생 부위에 따라 상부(근위부), 중부, 하부(원위부) 담도암으로 구분한다. 상부 담도에서 온 간관(총 간관, common hepatic duct)의 합류부에서 발생하는 종양을 클라스킨(Klatskin)종양이라고 부른다.

남한어	영어	북한어
담관조영, 간담도조영	cholangiography	담도조영(촬영)법(술)

담관 내에 조영제를 주입하여 방사선촬영하는 방법.

남한어	영어	북한어
담낭결석	gallbladder stone	담석
담낭암	gallbladder cancer	담낭암

담낭(간에서 분비된 담즙을 농축하고 저장하는 주머니-쓸개라고도 하며, 담즙은 지방의 소화를 돕는다)에 생기는 암. 대부분 샘암종이고, 샘암 외에도 미분화암, 편평상피세포암, 샘극세포종 등이 발생할 수 있다.

남한어	영어	북한어
담낭용종	gallbladder polyp	담낭폴리브
담낭절제	cholecystectomy	담낭절제술

담석증과 쓸개염(담낭염)의 치료를 위해 쓸개(담낭)를 외과적으로 제거하는 수술.

남한어	영어	북한어
담낭조영	cholecystography	담낭조영(촬영)법

조영제를 이용하여 담낭, 담관을 엑스선으로 촬영하는 방법. 담낭질환 진단에 널리 쓰인다.

남한어	영어	북한어
당뇨병망막병증	diabetic retinopathy	망막성당뇨병
대뇌동맥륜	cerebral arterial circle	뇌고리동맥
대뇌악성종양	malignant tumor of cerebrum	대뇌악성종양
대동맥곁림프절	paraaortic lymph node dissection	대동맥주위림파절박리
대변실금	fecal incontinence	대변실금
대변잠혈검사	fecal occult blood test, stool occult blood test, stool guaiac test	대변잠혈검사

대장암을 선별하기 위한 목적으로 시행하는 대변 내에 숨겨진 혈액을 찾아내는 검사법. 대변 내 혈액은 대장암, 대장 폴립, 궤양 또는 치질과 같은 질환의 징후일 수 있다. 구아이악 대변잠혈검사(fecal Guaiac occult blood test)와 면역화학 대변잠혈검사의 두 가지 방법이 많이 쓰인다. 구아이악 대변 잠혈검사는 구아이악(guaiac)이라는 화학물질을 사용하여 대변의 혈액을 검사한다. 면역화학 대변잠혈검사는 대변에서 혈액검사를 위해 항체를 사용한다. 약자로 FOBT라고도 한다.

남한어	영어	북한어
대부분위절제, 아전위절제(술), 위아전절제술	subtotal gastrectomy	부분위절제술

남한어	영어	북한어
대부분위턱절제, 아전상악절제, 상악아전절제	subtotal maxillectomy	상악아전절제, 상악부분절제
대상포진	herpes zoster	대상포진

수두를 일으키는 헤르페스 바이러스가 원인인 병. 처음 수두를 일으킨 바이러스는 수두가 다 나아도 사라지지 않고 척수신경의 감각을 담당하는 신경절에 잠복하고 있다. 그러다가 면역 기능이 저하될 때 바이러스가 재활성화되어 발병하는 것으로 알려져 있다. 척수신경을 따라 피부 병터가 생기는데 동통과 감각이상 등의 증상이 선행된다. 피부 병터는 홍반 바탕 위에 구진과 잔물집(소수포)이 모여 있는 것이 특징이다. 암 환자에서는 자체로 면역이 저하되어 있을 뿐 아니라 암 치료로 인해 이차적으로 면역 기능이 저하되는 경우가 많음으로 대상포진이 잘 생긴다.

남한어	영어	북한어
대장내시경술	colonoscopy	대장내시경

대장내시경을 항문으로 삽입한 후 장 내부를 관찰하는 검사법. 광원과 카메라 렌즈가 부착된 얇고 긴 관 모양의 기구를 항문을 통해 맹장 및 회장 말단 부위까지 집어넣어 대장과 직장을 관찰한다. 필요하면 조직검사뿐 아니라 폴립을 제거하는 시술을 할 수도 있다.

남한어	영어	북한어
대장암	colorectal cancer	대장암

결장과 직장에 생기는 암. 발생 위치에 따라 결장에 생기면 결장암, 직장에 생기면 직장암이라고 하며 이를 합하여 대장암 혹은 결장직장암이라 한다. 대장암의 대부분은 대장 점막 샘세포에서 발생하는 샘암(선암)이다. 발병 위험 요인은 50세 이상의 연령, 붉은 육류 및 육가공품의 다량 섭취, 비만, 음주, 유전적 요인, 대장 샘종, 만성 염증성 장질환 등이다. 대장암의 일반적인 증상은 배변 습관의 변화, 혈변, 복부 불편감, 체중감소 등이고 국가암검진프로그램에서는 만 50세 이상 성인은 별다른 증상이 없어도 1년마다 대변 잠혈검사를 받도록 권장하고 있고, 대장내시경검사로 샘종 상태의 용종을 발견하여 제거하면 대장암 발생 자체를 예방할 수 있다.

남한어	영어	북한어
덧유방	accessory breast	부유방
덩이, 종괴	mass	덩어리, 괴
데스벤라팍신	desvenlafaxine	데스벤라팍신

남한어	영어	북한어
덱스트로암페타민	dextroamphetamine	덱스트로암페타민

주의력 결핍, 과다행동 장애와 발작수면(기면증) 치료에 사용되는 암페타민의 이성체. 뇌에서 카테콜아민, 특이 뇌 신경 말단 부위에서 노르아드레날린과 도파민의 분비를 증가시키고 이들의 흡수를 억제한다. 중추신경 자극 효과가 있어 암 환자의 우울증치료에 사용한다.

도네페질	donepezil	더(도)네페질

알츠하이머병의 치료제. 뇌에 방사선치료로 인한 부작용의 치료에 연구되고 있다. 콜린에스테라아제 억제제의 한 유형이다.

도수림프배출법	manual lymphatic drainage	도수(조작)림파배출
도약전이	skip metastasis	(도약)전이
돌림근층	circular muscle layer	원형근층
동맥경유방사선색전술	transarterial radioembolization	경동맥방사선(적)전색료법
동맥경유색전술	transarterial chemoembolization	경동맥화학적전색료법

넙다리 동맥에 카테터를 삽입하여 종양으로 들어가는 영양 동맥을 찾아 항암제를 투여한 후 작은 젤라틴 스펀지 또는 구슬 입자를 주입하여 혈액 공급을 차단하는 시술. 작은 구슬에 항암제를 부착하여 주입하면 항암제가 서서히 방출되면서 영양 동맥을 차단하는 효과를 얻을 뿐 아니라, 더 많은 양의 약물이 더 오랜 시간 종양에 도달하도록 하여 보다 많은 암세포를 죽인다. 신체의 다른 부분에는 매우 적은 양의 약물이 도달하기 때문에 전신 부작용도 더 적게 일어난다. 간암, 신장암, 신경내분비암, 자궁근종, 동맥류 등을 치료하는 데 사용될 수 있다. 약자로 TACE라고도 한다.

동시추가조사	concomitant boost irradiation	동시추가쪼임
동시화학방사선조사	concurrent chemoradiotherapy	동시화학방사선료법
동정맥샛길	arteriovenous fistula, AVF	동정맥루

남한어	영어	북한어
동종조혈모세포이식	allogeneic stem cell transplantation	동종조혈모세포이식

난치성 혈액질환 환자의 골수를 건강한 주는이(공여자)의 골수로 대체하는 치료. 골수의 일치도가 조혈모세포 이식 성공에 매우 중요하며, 혈액검사를 하여 환자의 골수와 일치하는 주는이의 골수를 선별한다. 일란성 쌍둥이 사이에 동계 유전자 이식이나 환자 본인의 조혈모세포를 이용하는 자가 조혈모세포이식보다는 이식된 조직이 거부될 확률이 높다. 동종이계골수이식(allogeneic bone marrow transplantation)과 동의어.

남한어	영어	북한어
두경부암	head and neck cancer	두경부종양

빗장뼈(쇄골, clavicle)보다 위쪽에 발생하는 암 중에서 갑상선암을 제외한 모든 암을 의미하는 포괄적 용어. 대부분의 세포 유형은 편평상피암(squamous cell carcinoma)이다.

남한어	영어	북한어
두힘살근, 이복근	digastric muscle	이복근
둘록세틴	duloxetine	둘록세틴

우울증과 당뇨로 인한 말초신경병증(손발의 통증, 무감각, 저림, 화끈거림)의 치료에 사용하는 약제. 항암제에 의한 말초신경병증의 치료에도 연구되고 있다. 뇌에서 특정 화학물질의 양을 증가시켜 우울증과 통증을 완화하는 데 도움을 줄 수 있다. 세로토닌 및 노르에피네프린 재흡수 억제제에 해당하며 심발타(Cymbalta), 둘록세틴 염산염(duloxetine hydrochloride)이라고도 한다.

남한어	영어	북한어
뒤앞방향영상	posteroanterior view, PA view	후전영상
들문	cardia	위분문
들장관증후군	afferent loop syndrome	수입각증후군 (위-공장 문합술 후에 생기는 수입각의 만성국한성 폐쇄)
등선량	isodose	등선량
등세모근, 승모근	trapezius muscle	승모근

남한어	영어	북한어
등중심, 등선량중심점	isocenter	중심점
땀샘악성종양	malignant tumor of sweat gland	땀선악성종양

남한어	영어	북한어
라모트리진	lamotrigine	라모트리긴

일부 유형의 발작을 조절하는 항경련제. 항암제로 인한 말초신경병증 예방에 대해서도 연구되고 있다.

남한어	영어	북한어
랑게르한스섬악성종양	malignant tumor of islets of Langerhans	취장섬악성종양
로라제팜	lorazepam	로라제팜
로렌분류	Lauren classification	분류
루와이재건	Roux-en-Y reconstruction	루식Y형재건술
리스페리돈	risperidone	리스페리돈
림프부종	lymphedema	림파부종

여분의 림프액이 조직에 축적되어 부종이 발생하는 상태. 림프관의 차단 손상 또는 수술로 제거한 경우에 팔 또는 다리에 주로 발생한다. 유방암 수술을 하고 같은 쪽 팔에 부종이 생기는 것이 대표적 예이다.

남한어	영어	북한어
림프섬광조영, 림프스캔	lymphoscintigraphy	림파신티그라피

림프 계통의 질병을 검사하는 데 사용되는 방법. 림프관을 통해 흘러 림프절에 흡수될 수 있는 방사성 물질을 몸 안에 주입한 후, 몸에서 발생하는 방사성 신호를 포착하여 영상으로 만들어 낸다. 종양에서 첫 번째로 연결되는 림프절인 감시림프절을 찾는 데 도움이 되고 림프종이나 림프부종을 진단하는 데도 사용된다.

남한어	영어	북한어
림프성재발	lymphatic recurrence	림파성재발
림프절	lymph node	림파절
림프절절제	lymphe node dissection	림파절박리(곽청)

암 주위에 있는 림프절을 진단 또는 치료 목적으로 잘라내어 제거하는 수술 방법. Lymphadectomy라고도 한다.

남한어	영어	북한어
림프종	lymphoma	림파종

림프 조직에서 발생하는 암. 림프종에는 리드-스턴버그 세포(Reed-Sternbug cell)가 특징적으로 나타나는 호지킨 림프종(Hodgkin's lymphoma)과 다양한 임상 양상을 나타내는 비호지킨 림프종(non-Hodgkin's lymphoma)이 있다. 비호지킨 림프종은 느리게 진행하는 저등급 림프종과 공격적으로 빠르게 진행하는 중등도-고등급 림프종으로 나눌 수 있다. 각 림프종 아형에 따라 치료에 대한 반응과 예후가 다르다.

남한어	영어	북한어
마른눈증후군, 안구건조증	dry eye syndrome	안구건조증, 눈마름증
마른입안	dry mouth	구강건조증
마비장폐색증	paralytic ileus, adynamic ileus	마비성결장페색, 마비성장불통증

장(창자) 근육 운동이 정지되어 음식이나 장내 물질이 통과되지 못해 장이 폐색(막히는)되는 상태. 수술, 염증, 및 일부 약물로 인해 발생할 수 있다. 이는 신경 자극의 장애로 발생하는 일시적 기능 이상이며 실제로 장이 외부 또는 내부의 기계적(물리적) 이유로 막히는 기계적 장폐색증(mechanical ileus)과는 구분되어야 한다. 암 환자에서는 마비성 장폐색증뿐 아니라 기계적 장폐색증도 잘 일어난다.

남한어	영어	북한어
마약성진통제	narcotic analgesic	마약성아픔멎이약
막힌고리증후군, 맹관증후군	blind loop syndrome	맹관증후군
만성간염	chronic hepatitis	만성간염
만성골수백혈병	chronic myeloid leukemia	만성골수성백혈병

골수성 백혈구의 미성숙세포인 골수모세포가 혈액과 골수에서 증가하는 질환. 느리게 진행하나 골수모세포의 수가 증가할수록 점차 악화되어 발열, 피로, 출혈 경향, 빈혈, 감염, 비장(지라)비대, 뼈 통증 등의 증상과 징후를 보이게 된다. 만성 과립구 백혈병에서는 9번 염색체와 22번 염색체 자리옮김(전위)으로 인해 생기는 필라델피아 염색체가 특징적으로 발견된다. 노년층에서 주로 발생하며 소아에게는 드문 질환이다.

남한어	영어	북한어
만성림프구백혈병	chronic lymphocytic leukemia, CLL	만성림파구성백혈병

골수와 혈액에서 대량의 미성숙한 림프구가 발생하여 천천히 진행하는 혈액암의 일종. 질병이 진행하면 암세포가 림프절에서도 발견되며 이 경우 소림프구 림프종(small lymphocytic lymphoma)이라고 한다.

남한어	영어	북한어
만성췌장염	chronic pancreatitis	만성취장염
말기돌봄	end-of-life care	말기돌봄, 사전(死前)기환자관리

삶의 끝에 가까워지고 병을 치료하거나 통제하기 위한 치료를 중단한 사람들에 대한 진료. 생애 말기 돌봄에는 환자와 그 가족을 위한 신체적, 정서적, 사회적 및 영적 지원을 포함한다. 생애 말기 돌봄의 목표는 환자가 가능한 한 편안할 수 있도록 통증 및 기타 증상을 조절하는 것이다.

말단회장	terminal ileum	회장말단, 종말회장
말초신경병증	peripheral neuropathy	말초성신경병증

신체의 다른 부분들에서 통증, 무감각, 따끔거림, 부종 또는 근력 약화를 유발하는 신경 문제. 보통 손이나 발에서 시작하여 시간이 지남에 따라 악화된다. 말초신경병증은 암 또는 화학요법과 같은 암 치료에 의해 유발될 수 있다. 신체 상해, 감염, 독성 물질 또는 당뇨병, 신부전(콩팥기능부족), 영양실조와 같은 상태로 인해 발생할 수도 있다. 신경병증이라고도 한다.

말초혈액펴바른표본	peripheral blood smear	말초혈액도말(표본)
맘모톰	MAMMOTOME	맘모톰

유방 조직검사 및 절제술을 위해 상용하는 진공 흡인을 이용한 장비를 말함. 국소마취 하에 봉합이 필요 없을 정도의 작은 절개만으로 시행할 수 있다. Devicor Medical Products, Inc의 상품명이다.

망막	retina	망막
망막모세포종	retinoblastoma	망막아세포종

망막(안구 뒷부분에 있는 신경 조직의 빛 민감 층) 조직에서 발생하는 종양. 대개 5세 미만의 어린 소아에서 발생한다. 유전성이거나 비유전성으로 모두 발병할 수 있다.

망상	delusion	망상
맥락막흑색종	choroidal melanoma	맥락막흑색종

남한어	영어	북한어
맹장, 막창자, 맹관	cecum	맹장
머리널판근, 두판상근	splenius capitis muscle	두협판근
머리인두종, 두개인두종	craniopharyngioma	두개인두종
먼쪽위절제, 원위위절제	distal gastrectomy	원위위절제술
먼쪽췌장절제, 원위췌장절제	distal pancreatectomy	원위취장절제술

췌장암을 치료하기 위해 췌장 일부와 주위 장기를 외과적으로 제거하는 방법. 췌장암이 머리 부분에 있을 때 췌장의 머리와 샘창자(십이지장), 소장 일부, 위의 하부(아랫부분), 총담관과 담낭을 절제하는 휘플 수술(Whipple's operation)을 시행하거나 위 부분절제를 하지 않는 유문부 보존 췌십이지장절제술(이자샘창자절제술)을 시행한다. 암이 췌장의 몸통이나 꼬리에 발생한 경우 췌장의 꼬리와 비장을 같이 제거하는 먼쪽 췌장절제술(distal pancreatectomy)을 시행한다.

남한어	영어	북한어
메리조셉수녀결절	Sister Mary Joseph nodule	메리요셉자매결절
메켈곁주머니	Meckel’s diverticulum	Meckel게실
메타요오드벤질구아니딘스캔	metaiodobenzylguanidine scan, MIBG scan	메타요드벤질구아니딘스캔

신경모세포종이나 크롬친화세포종과 같은 신경내분비종양을 몸 안에서 발견하기 위해 방사성 아이오벤구안(iobenguan)을 정맥 속에 주입한 후 물질이 종양에 흡수된 것을 스캔으로 영상을 얻는 검사법.

남한어	영어	북한어
면갑피판, 차양피판	visor flap	면갑피판

남한어	영어	북한어
면역관문억제제	immune checkpoint inhibitor	면역관문억제제

티(T)세포와 같은 면역세포나 혹은 몇몇 암세포가 면역체계의 공격을 피하기 위하여 만들어 내는 면역 관문 단백질을 차단하는 약제. 이 단백질들이 차단되면, 제동이 걸렸던 면역체계가 활성화되어 암세포를 더 잘 죽일 수 있다. T세포나 암세포에서 발견되는 관문 단백질들로는 PD-1, PD-L1, CTLA-4/B7-1/B7-2 등이 있으며, 면역 관문 억제제는 암을 치료하는 데 사용된다.

면역방사측정	immunoradiometric assay	면역방사측정(법)
면역분석	immunoassay	면역학적검정(법), 면역학적측정법, 면역검정시험

특정 물질을 확인하고 측정하기 위해 항원에 대한 항체의 결합을 사용하는 검사. 면역측정법은 질병을 진단하는 데 사용된다. 또한, 유방암에서 에스트로겐 수용체를 측정하는 경우처럼, 치료 계획을 세우는 데 도움이 되는 정보를 제공할 수 있다.

면역억제요법	immune suppressive therapy	면역억제료법
면역조직화학	immunohistochemistry	면역조직화학

항체를 이용해 조직 내 특정 항원을 찾는 면역검사법. 항체는 일반적으로 효소 또는 형광 염료와 접합되어 있다. 항체가 조직 내의 항원에 결합하는 경우, 효소 또는 염료는 활성화되고, 항원을 현미경으로 관찰할 수 있게 된다. 면역화학염색은 암과 같은 질환을 진단하는 데 사용되거나 암의 유형을 구별하는 데 도움이 될 수 있다.

면역표현법	immunophenotyping	면역표현형

세포 표면에 붙은 항원을 항체를 이용하여 알아내어 세포를 식별하는 방법. 특정 유형의 백혈병이나 림프종, 유잉육종 등을 진단할 때 사용한다. 표지자에 따라 특정 군의 암들을 구분하는 데에도 사용할 수 있다.

명치불쾌감	epigastric discomfort	윗배불편, 명치끝불편
명치통증	epigastric pain	웃배아픔(상복부아픔), 명치끝아픔(심와부아픔)

남한어	영어	북한어
모반, 점	nevus	모반
목동맥팽대반사, 경동맥동반사	carotid sinus reflex	경동맥반사
목빗근, 흉쇄유돌근	sternocleidomastoid muscle	흉쇄유돌(양)근
목신경얼기, 경신경총	cervical plexus	경(부)신경총
목절제	neck dissection	경부(림파선)박리
목정맥두힘살근림프절	jugulodigastric lymph node	경정맥악이복근림파절
목혈관신경집, 경동맥초	carotid sheath	경동맥초
몸쪽위절제, 근위위절제	proximal gastrectomy	근위위절제술

암의 병터가 위장의 근위부(몸쪽)에 있을 경우, 샘창자(십이지장) 쪽을 남기고, 위 근위부와 식도 쪽을 잘라내는(절제) 위 수술 방법의 일종.

남한어	영어	북한어
몽도르병	mondor disease	몽도르병
무기력	lassitude	무기력
무혈성괴사	avascular necrosis	무혈관괴사
미란위염	erosive gastritis	미란성위염
미분화고등급다형태육종	undifferentiated high grade pleomorphic sarcoma	미분화고등급다형태육종

남한어	영어	북한어
미분화다형태육종, 미분화다형성육종	undifferentiated pleomorphic sarcoma, UPS	미분화다형성육종

연조직이나 뼈에서 발생하는 연조직 종양의 한 유형. 주로 다리(특히 넓적다리), 팔 또는 복부 뒤쪽에서 발생하며, 환자가 이전에 방사선치료를 받은 신체 일부에서 발생할 수 있다. 이 종양은 빠르게 성장하고 폐를 포함한 신체의 다른 부위로 전이한다. 고령자에서 주로 발생하며 예전에 악성 섬유조직구종(malignant fibrous histiocytoma)이라고 불렸다. malignant fibrous cytoma라고도 한다.

남한어	영어	북한어
미분화방추세포육종	undifferentiated spindle cell sarcoma	미분화방추세포육종
미분화상피모양세포육종	undifferentiated epithelioid sarcoma	미분화상피모양육종
미분화원형세포육종	undifferentiated round cell sarcoma	미분화원형세포육종
미분화육종	undifferentiated sarcoma NOS	미분화육종
미세석회화	microcalcification	미세석회화

유방촬영술에서 발견되는 유방 내부의 미세한 석회 침착 영상. 미세석회화는 빨리 분열하는 세포에 점과 같은 모양으로 잘 나타나며 간혹 전암 병터일 수 있다.

남한어	영어	북한어
미세전이	micrometastasis	미세전이

원발종양에서 신체의 다른 부분으로 전이한 암세포의 숫자가 적은 상태. 전이된 종양세포 수가 너무 적어 전이 여부를 확인하는 검사에서 음성이 나올 가능성이 크다.

남한어	영어	북한어
미주신경	vagus nerve	미주신경
밀도, 음영, 농도	density	밀도, 농도
밀란시프란	milancipran	밀란시프란

ㅂ

남한어	영어	북한어
바깥목정맥	external jugular vein	외경정맥
바늘생검	needle biopsy	바늘생검

진단적 목적으로 가는 바늘을 이용하여 이상이 의심되는 부위의 조직이나 액체를 채취하는 조직검사법.

남한어	영어	북한어
바늘흡인생검	needle aspiration biopsy	바늘흡인생검

주삿바늘로 조직을 찌른 후, 바늘 내로 들어온 조직을 음압으로 회수하여, 확보된 조직을 현미경으로 검사하는 방법.

남한어	영어	북한어
바닥세포암종, 기저세포암종	basal cell carcinoma	기저세포암

표피 기저세포에서 기원하는 피부에 발생하는 가장 흔한 원발 악성종양. 주로 나이 든 사람에서 태양 광선에 오랜 기간 노출된 피부 부위에 잘 발생한다. 서서히 자라는 결절이 특징이며 가장자리가 투명하며 둥글둥글한 모양으로 잘 나타나고 때로는 궤양이 형성되기도 한다. 임상 증상에 따라 결절 기저세포암, 색소 기저세포암, 피부경화증 모양 기저세포암, 얕은 기저세포암 등으로 나눌 수 있다. 기저세포암은 전이를 잘 일으키지 않아 치료에 잘 반응하며 예후는 매우 좋다. basal cell cancer라고도 한다.

남한어	영어	북한어
바렛식도	Barrett’s esophagus	바레트증후군
바로누운, 앙와위	supine	앙와위
바로누운영상, 앙아위영상	supine view	앙와위영상
바이러스	virus	비루스
반동압통	rebound tenderness	반발통

남한어	영어	북한어
반일치동종조혈모세포이식	haploidentical hematopoeitic stem cell transplantation	조혈모세포이식
발륨	valium	발리움

경증부터 중등도의 불안과 긴장을 완화하고 근육을 이완하는 약물. 벤조디아제핀의 한 종류. 디아제팜(diazepam)의 상품명.

남한어	영어	북한어
발생기, 발생장치	generator	발전기, 발생기
발암물질	carcinogen	발암(성)물질

암 발생에 원인이 되는 물질. 유전자에 직접 손상을 입히거나 DNA, RNA 또는 단백질에 공유결합을 형성하여 이들의 구조와 기능을 변화시켜 정상적인 세포사멸 기능을 정지시켜 암을 유발하는 물질들을 말한다. 방사선과 방사성 물질이 대표적이며, 중요한 발암 요인이 되는 물질에는 다음과 같은 것이 잘 알려져 있다: 석면, 다이옥신, 벤조피렌, 아플라톡신 B1, 벤젠, 비소, 베릴륨, 카드뮴, 크롬, 에틸렌옥사이드, 니켈, 라돈, 염화비닐 등.

남한어	영어	북한어
발프로산	valproic acid	발프로산(염)

간질 발작과 양극성 장애를 치료하고 편두통을 방지하기 위해 사용되는 약물. 암세포가 자라는데 필요한 효소 및 혈관형성을 억제하는 작용이 있어 항암제로 연구 중이다. 항경련제, 히스톤 탈아세틸라제(histone deacetylase, HDAC)억제제, 조증 치료제, 편두통 예방 및 혈관형성 억제제에 속한다. 데파킨(Depakene)이라고도 한다.

남한어	영어	북한어
방, 동, 전정부	antrum	전정부, 유문동(부)
방광내시경술	cystoscopy	방광경검사

방광경을 요도 내로 삽입하여 방광 및 요도를 검사하는 방법. 끝에 렌즈와 광원이 달린 가늘고 긴 튜브와 같은 기구이다. 때로는 관찰된 병적 조직의 일부를 떼어 조직검사를 할 수도 있다.

남한어	영어	북한어
방광암	bladder cancer	방광암

소변을 저장하는 기관인 방광에서 발생한 암. 대부분의 방광암은 방광의 내벽을 싸고 있는 세포에서 기원한 이행세포암이다. 다른 유형의 암으로는 편평상피세포암(암이 얇고 평평한 세포에서 시작)과 샘암(선암, 점액과 다른 액체를 분비하는 세포에서 시작된 암) 등이 있다. 편평세포암 및 샘암은 만성 염증 및 자극의 결과로 발생한다.

남한어	영어	북한어
방광조영	cystography	방광조영술

조영제를 주입한 후 엑스선으로 방광을 촬영하는 방사선촬영술. 방광암을 포함한 방광의 여러 병적 상태를 파악하기 위해 시행한다.

남한어	영어	북한어
방사면역측정	radioimmunoassay, RIA	방사면역측정(법)
방사생물학	radiobiology	방사선생물학
방사선, 조사, 복사	radiation	방사선
방사선골괴사	osteoradionecrosis	방사선성뼈(골)괴사
방사선괴사	radiation necrosis	방사선괴사

방사선치료로 인해 정상 조직이 죽는 현상. 암 조직을 죽이기 위해 쪼인 방사선으로 정상 조직까지 손상되는 현상으로 방사선치료의 대표적 부작용이다.

남한어	영어	북한어
방사선량, 복사선량	radiation dose	방사선선량
방사선모의치료	radiation therapy simulation	방사선모의치료
방사선물리학	radiation physics	방사선물리학
방사선민감화제	radiosensitizer	방사선감수물질

암세포가 방사선치료에 잘 반응하도록 도와주는 물질. fluoropyrimidine, gemcitabine, platinum 유사물질, 산소 등이 방사선 민감화 물질로 연구되고 있다. radiosensitizing agent라고도 한다.

남한어	영어	북한어
방사선반응	radioresponsive	방사선반응
방사선비투과	radiopaque	방사선불투과
방사선수술	radiosurgery	방사선수술

특수한 장비를 이용하여 환자의 뇌종양을 비롯한 뇌질환에 대해 방사선을 고용량으로 한 번에 정밀하게 쪼이는 치료법. 보통의 방사선치료는 여러 번에 걸쳐서 방사선을 쪼이며 목표 지점 외 신체 조직에도 많은 양의 방사선이 도달하는데, 방사선수술은 이와 달리 고용량의 방사선을 목표로 하는 부위에만 집중적으로 한 번에 쪼인다는 특징이 있다. 이러한 특징이 병이 있는 부위를 한 번에 도려내는 수술과 유사하다고 하여 보통의 방사선치료와 구별하여 방사선수술이라고 불리게 되었다. 정위 방사선수술(stereotaxic radiosurgery), radiation surgery라고도 한다.

방사선시술	radiologic intervention	인터벤션방사선술
방사선신(장)염	radiation nephritis	방사선콩팥염
방사선요법	radiotherapy, radiation therapy	방사선료법

엑스선, 감마선, 중성자, 양성자 등의 고에너지 방사선을 사용하여 암세포를 죽이거나 종양의 크기를 축소하는 치료법. 방사선을 외부 장치로부터 조사하거나(외부 방사선치료), 암세포 주변에 배치된 방사능 물질(내부 방사선치료 또는 근접치료)을 이용할 수도 있다. 방사능이 표지된 단클론항체와 같은 방사능 물질을 혈액에 주입하여 전신에 퍼지게 할 수도 있다(전신 방사선치료). irradiation, radiation therapy라고도 한다.

방사선위염	radiation gastritis	방사선위염
방사선유발충치	radiation-induced dental caries	방사선성이삭기
방사선저항	radioresistance	방사선저항성
방사선점막염	radiation mucositis	방사선점막염

방사선치료 등에 의하여 소화기관의 염증이 유발되어 나타나는 현상. 입안염(구내염)이 가장 많이 발생한다.

남한어	영어	북한어
방사선조사, 쬠	irradiation	쪼임, 방사선(치료)

엑스선, 감마선, 중성자, 양성자 등에서 나오는 고에너지 방사선을 쬐어(조사하여) 암세포를 죽이거나 종양의 크기를 축소하는 치료법. 방사선이 나오는 기구나 기계가 신체 밖에 있을 경우는 외부 방사선치료(external-beam radiation therapy)라고 하고 암 조직에 보다 근접한 몸속에 있을 경우를 내부 방사선치료(몸속 조사 요법, internal radiation therapy) 혹은 근접치료라고 한다. 혈액을 통해 전신에 도달할 수 있는 방사성표지 단클론항체(radiolabelled monoclonal antibody)를 사용하는 전신 방사선치료도 있다.

남한어	영어	북한어
방사선조사영역	radiation field	방사선쪼임령역
방사선종양학	radiation oncology	방사선종양학
방사선종양학자, 방사선종양전문의	radiation oncologist	방사선종양학자
방사선척수염	radiation myelitis	방사선척수염
방사선치료계획	radiation therapy planning	방사선치료계획
방사선투과	radiolucent	방사선투과
방사선폐렴	radiation pneumonitis	방사선페염(렴)

방사선치료 부작용 중의 하나로, 방사선으로 인해 폐의 실질에 발생하는 염증질환. 주로 방사선치료 종료 1~3개월 후에 발생하여 6개월까지 지속되며, 대부분은 증상이 없이 영상학적 검사에서만 발견되고 이후에는 소실된다. 6개월 이상 지속될 경우 만성 방사선폐렴으로 진행되는데 폐에 섬유화가 생길 수도 있다.

남한어	영어	북한어
방사성요오드전신스캔	I-131 whole body scan	방사성요드전신스캔
방사성요오드치료	radioactive iodine therapy	방사능요드치료
방추세포횡문근육종	spindle cell rhabdomyosarcoma	방추세포횡문근육종
배꼽탈장	umbilical hernia	배꼽헤르니아

남한어	영어	북한어
배뇨방광용도조영	voiding cystourethrography, VCUG	배뇨방광뇨도조영술
배아형횡문근육종	embryonal rhabdomyosarcoma	배아형횡문근육종

영아와 어린 소아에서 주로 발생하는 연조직 종양의 한 종류. 머리, 목, 비뇨기계의 근육 등에서 발생한다.

남한어	영어	북한어
백내장	cataract	백내장
백색판	leukoplakia	백반증, 백판(증)
백질뇌병증	leukoencephalopathy	백색(질)뇌증
백혈구	white blood cell, WBC	백혈구
백혈구감소	leukopenia	백혈구감소

혈액 내 백혈구 수가 정상보다 낮은 상태. 말초혈액의 백혈구가 4000/ul 이하일 때, 면역기능이 저하될 수 있다.

남한어	영어	북한어
백혈구성분채집술	leukapheresis	백혈구제거혈수혈

주는이(공여자)의 혈액에서 과립구만 골라내는 방법. 골라낸 과립구는 강화 항암치료 후 백혈구 수치가 낮아져 감염에 취약한 상태인 환자에게 수혈할 수 있다. 또한 백혈구가 너무 많이 늘어나면 작은 혈관들에 뭉쳐서 혈관을 막아 위중한 상태가 될 수 있으므로 미성숙 백혈구가 너무 많이 늘어나 있는 백혈병 환자에게서 백혈구를 제거하기 위해 사용하기도 한다.

남한어	영어	북한어
백혈병	leukemia	백혈병

골수와 같은 조혈 조직에서 발생한 암으로, 비정상적인 미성숙 백혈구(백혈병세포)가 과도하게 증식하는 질환. 정상적인 백혈구와 적혈구, 혈소판의 생성은 오히려 억제된다. 정상적인 혈액세포 생성이 억제되면, 면역저하로 세균 감염이 쉽고 빈혈 증상(어지러움, 두통, 호흡곤란)과 출혈 경향이 나타난다. 비정상적으로 증가한 백혈병세포 자체로 인해 고열, 피로감, 뼈 통증, 설사, 의식저하, 호흡곤란 등이 나타나며 치료받지 않는 경우 생명이 위험해질 수 있다.

남한어	영어	북한어
버킷림프종	Burkitt lymphoma	버키트림파종

공격적으로 빠르게 자라는 비(B)세포 비호지킨 림프종. 어린이와 젊은이에게 많으며 턱, 중추신경계, 장, 신장(콩팥), 난소 등의 장기를 침범할 수 있다. 버킷 림프종은 산발성, 풍토성, 면역결핍 관련성의 3가지 유형으로 나눈다. 산발성 버킷 림프종은 전세계에서 발생할 수 있고, 풍토성은 아프리카 지역에서 주로 발생한다. 면역결핍 관련성 버킷 림프종은 사람 면역결핍 바이러스 감염이 원인인 에이즈 환자에서 주로 발생한다.

베타 사람융모 생식샘자극호르몬	beta-human chorionic gonadotropin	베타-사람융모막고나도트로핀, 성선자극호르몬

태반세포에서 만들어지는 호르몬. 임신 초기에 임신의 유지에 필요한 호르몬. 태아의 고환 조직에서 남성호르몬이 분비되는 것을 촉진한다. 소변에서 이 호르몬을 측정하여 임신 여부를 확인할 수 있다. 일부 암(고환암, 난소암 등)에서도 혈액이나 소변에서 증가할 수 있어 종양 표지자로도 사용된다.

베타-2-저분자글로불린	beta-2-microglobulin	베타-2-마이크로글로불린, 베타-2-미크로글로불린

림프구를 포함한 여러 세포의 표면에서 정상적으로 발견되는 저분자량 단백질. 혈액과 소변 내에도 소량 존재한다. 다발골수종이나 림프종 같은 암 발생 시 혈액과 소변에서 양이 증가할 수 있다.

벤라팍신	venlafaxine	벤라팍신
벤조다이아제핀	benzodiazepine	벤조디아제핀

중추신경계 억제제의 한 종류로 불안과 불면증(수면 장애)을 완화하는 데 사용된다. 또한 벤조디아제핀은 근육을 이완하고 발작을 방지하기 위해 사용되기도 한다. 벤조디아제핀은 신경전달물질(신경이 서로 메시지를 보내는 데 사용하는 물질)인 GABA라는 뇌 화학물질의 효과를 높인다. 뇌 활동 둔화를 유발하는 일종의 항우울제이다.

벽가슴막	parietal pleura	벽측륵막
변비	constipation	변비
변형근치목절제	modified radical neck dissection	변형근치적경부림파절박리

턱과 빗장뼈 사이에 존재하는 가쪽 림프절과 척수더부신경, 속목정맥과 목빗근을 제거하는 근치 목 수술의 변형. 더부신경, 속목정맥, 목빗근 중 하나 이상을 보존하고 림프절을 절제(제거)하는 수술법이다.

별아교세포종	astrocytoma	성상(신경교)세포종, 성상교세포종

별아교세포에서 기원한 뇌 또는 척수종양. 성인의 원발 뇌종양(뇌 자체에서 발생한 종양) 중 가장 흔하다. 별아교세포는 조직에서 별 모양으로 나타내며 중추신경계의 신경아교세포 중 가장 흔하다.

병기, 단계	stage	병기

암 환자에서 암이 진전된 상태를 단계적으로 판단하기 위해 인위적으로 설정한 기준. 보통 종양의 크기나 깊이, 림프절 침범 여부, 원격 전이 여부에 기초하여 종합적으로 결정한다.

병리, 병리학	pathology	병리
보르만형	Borrmann type	보르만분류
보조화학요법	adjuvant chemotherapy	보조화학료법
복강경검사	laparoscopic exploration	복강경검사
복강경수술	laparoscopic surgery	복강경수술
복강경술	laparoscopy	복강경검사

환자의 배벽(복벽)에 작은 구멍을 뚫고 카메라가 달린 기구를 넣어 배 안을 검사하거나 수술하는 방법.

복강경쐐기절제	laparoscopic wedge resection	복강경쐐기절제술
복강경위절제술	laparoscopic gastrectomy	복강경위절제술
복강내농양	intra-abdominal absceess	복강내농양

남한어	영어	북한어
복강내화학요법	intraperitoneal chemotherapy	복강내화학료법

항암제를 복강 안(배 안)으로 직접 투입하여 치료하는 방법.

남한어	영어	북한어
복강분지	celiac branch	복강분지
복막뒤악성종양	retroperitoneal cancer	후복막성암
복막세척	peritoneal lavage	복막세척
복막암	peritoneal cancer	복막암
복막자극	peritoneal irritation	복막자극
복막전이	peritoneal metastasis	복막전이
복막파종	peritoneal seeding	복막파종
복부천자	abdominal paracentesis	복강천자
복수	ascites	복수

배 안(복강 내)에 액체가 고인 상태. 주로 간경화나 심한 간질환으로 인해 발생한다. 그 밖에도 암, 심장기능상실(심부전증), 결핵복막염, 신증후군(콩팥증후군) 등도 복수를 발생시킨다.

남한어	영어	북한어
복시, 겹보임	diplopia	복시, 2중시
복장뼈, 흉골	sternum	흉골
복합림프물리치료	complex decongestive physical therapy	복합림파물리치료
복합부위통증증후군	complex regional pain syndrome, CRPS	복합부위통증증후군
복회음절제	abdominoperineal resection	복부회음의절개술, 복회음절제술

항문, 직장, 구불창자 일부를 제거하는 수술법. 항문, 직장과 함께 전이가 의심되는 림프절도 같이 제거한다. 남은 대장의 끝부분을 배 피부 창부위(개구부)에 부착시키면 대변이 창 부위로 나와 일회용 주머니(장루백)에 담길 수 있다. 이러한 창 부위를 결장창(결장루)이라고도 한다.

본태혈소판증가증	essential thrombocytosis	본태성혈소판혈증

원인을 알 수 없이 혈액 내 혈소판의 수가 증가하는 질환. 본태 혈소판증가증(essential thrombocytosis)이라고도 한다.

볼거리	mumps	류행성이하선염
볼루스	bolus	신속전량약주기법
볼점막암종	carcinoma of the buccal mucosa	볼(뺨)점막암
봉합	suture	봉합
부갑상선암	parathyroid cancer	방갑상선암

부갑상선에서 발생하는 악성종양.

부분완화, 부분관해	partial remission	부분관해

암 치료를 시행하여 암이 부분적으로 줄어든 상태. 적어도 처음보다 30% 이상 줄어들 때를 기준으로 한다.

부분위절제	partial gastrectomy	부분적위절제(술)
부신경절종	paraganglioma	방신경절종, 밤색세포종

곁신경절세포에서 드물게 발생하는 양성종양. 곁신경절종이라고도 한다. 곁신경절은 배아 신경 조직에서 유래한 세포이며 부신 및 일부 혈관과 신경 근처에서 발견된다. 부신에서 발생하는 곁신경절종은 크롬친화세포종(갈색세포종, pheochromocytoma)이라고 한다. 부신 밖의 혈관이나 신경 주변에서 발생하는 것들은 토리종양(사구종양, glomus tumor)또는 화학수용체종(케모덱토마, chemodectoma)이라고 한다.

남한어	영어	북한어
부신암	adrenal cancer	신상선종양(암)

신장(콩팥) 바로 위에 위치한 부신 조직에서 발생한 종양. 부신은 심장박동, 혈압 및 기타 중요한 신체 기능을 조절하는 호르몬을 분비한다. 부신의 바깥층에서 시작한 부신암을 부신피질암(겉질암)이라고 한다. 부신의 중심에서 시작한 부신암으로는 악성 갈색세포종이 있다.

남한어	영어	북한어
부신우연종	adrenal incidentaloma	신상선우연종
부정맥	arrythmia	부정맥
부착, 유착	adhesion	유착, 부착
분수, 부분, 분획, 분할	fraction	분할

방사선치료에서 쪼이는 총조사량(쪼이는 총량)을 전체 치료 횟수로 나누어 적은 선량(1회 조사량)을 간격을 두며 쪼이는 방법. 일시에 총조사량을 한 번에 주는 것보다 정상 조직의 손상이 적다.

남한어	영어	북한어
분야, 부위, 시야, 전기장	field	령역
분위턱절제, 부분상악절제	partial maxillectomy	상악부분절제
분자표적치료제	molecular target agent	분자표적치료제
분절, 부분, 구역, 분엽	segment	분절, 분엽, 구(역)

남한어	영어	북한어
분할정위방사선요법	fractionated stereotactic radiation therapy	분할정위방사선치료
불면증	insomnia	불면증, 잠못자기
불안	anxiety	공포(불안)상태
불안장애	anxiety disorder	불안장애
붓혀근, 경상설근	stylohyoid muscle	경상설골근
브라운연결	Braun anastomosis	브라운문합(술)
브라프유전자, *BRAF*유전자	*BRAF* gene	*BRAF*유전자

세포 사이의 신호전달 및 세포 성장에 관여하는 브라프(BRAF)라고 불리는 단백질을 만드는 유전자. 이 유전자는 많은 종류의 암에서 돌연변이 되어 BRAF 단백질을 변형시키며, 이러한 변형된 단백질은 암세포의 성장과 전이를 촉진한다.

남한어	영어	북한어
브래그최대점	Bragg peak	브래그최대점
브르카유전자, *BRCA*유전자	*BRCA* gene	젖(유방)암유전자

유방암 발생과 밀접한 연관이 있는 유전자. BR은 breast (유방), CA는 cancer gene (암 유전자)의 약자로 발견된 순서대로 *BRCA1*, *BRCA2*라고 이름을 붙였다. *BRCA1*은 처음으로 발견된 유방암 발생 유전자로 17번 염색체에 위치하고, *BRCA2* 유전자는 13번 염색체에 위치한다. 두 유전자 모두 암으로부터 몸을 보호해주는 역할을 하는데, 변이가 생기면 암을 일으키는 외부 자극에 약해지고 암이 잘 발생한다.

남한어	영어	북한어
비결핵항산균증	non-tuberculous mycobacteriosis	비결핵항산균증
비경술	rhinoscopy	비경검사

코의 내부를 눈으로 관찰하기 위해 사용하는 내시경검사법. 경우에 따라 진단을 위해 조직검사를 함께 시행하기도 한다.

남한어	영어	북한어

비기능종양 nonfunctioning tumor 비기능종양

호르몬을 분비하는 내분비 조직에서 생기지만 호르몬을 분비하지 않는 종양. 가장 문제가 되는 것은 뇌하수체에 생기는 뇌하수체 샘종(pituitary adenoma)이다. 뇌하수체 샘종이 있으면 많은 경우 호르몬 분비 과다 증상이 생기지만, 일부에서는 종양이 있어도 증상이 일어나지 않는다. 이러한 환자들은 별다른 증상이 없기 때문에 종양이 매우 커져 주위 신경의 압박 증상(두통, 시각 소실 등)이 발생한 경우에 우연히 발견된다.

비소세포폐암 non-small cell lung cancer 비소세포성폐암

현미경으로 보이는 세포에 따라서 명명된 폐암의 한 종류. 약자로 NSCLC라고 한다. 폐암은 암세포의 크기와 형태 등 병리조직학적 기준에 따라 소세포(samll cell) 폐암과 비소세포(non-small cell) 폐암으로 나누며, 발생하는 폐암의 80~85%를 차지하는 비소세포 폐암은 다시 편평상피세포암, 샘암(선암), 대세포암, 샘편평세포암, 육종모양암, 카르시노이드종양, 침샘형암, 미분류암 등으로 나눈다. 이들 각각의 암종은 종양세포의 모양과 배열 등 형태학적 특징에 따라 더 세분되는데, 예를 들면 샘암은 세엽샘암, 유두샘암, 세기관지 폐포암, 점액형성 충실성 샘암 등으로 구분된다.

비소세포암과 소세포암을 구분하는 것은 임상적 경과와 치료가 다르기 때문이다. 비소세포암은 조기에 진단하여 수술적 치료를 하면 완치를 기대할 수 있다. 이와 달리 소세포암은 대부분이 진단 당시에 수술적 절제(잘라내어 제거)가 어려울 정도로 진행된 경우가 많으며, 급속히 성장하여 전신 전이가 될 수 있기 때문이다. 하지만 항암 화학요법이나 방사선치료에는 비교적 잘 반응한다.

비스테로이드소염제 non-steroidal anti-inflammatory drugs 비스테로이드성항염증약

비시알-에이비엘융합유전자, *BCR-ABL*융합유전자 *BCR-ABL* fusion gene *BCR-ABL*융합유전자

9번 염색체와 22번 염색체의 쪼개진 조각들이 서로 자리를 바꿔 붙으면서 생기는 돌연변이 유전자. 9번 염색체의 *ABL* 유전자가 22번 염색체의 *BCR* 유전자와 결합하여 *BCR-ABL* 융합 유전자가 된다. 이 돌연변이가 생성된 22번 염색체를 필라델피아 염색체라고 한다. *BCR-ABL* 융합 유전자는 대부분의 만성 골수성 백혈병 환자에서 발견되며 급성 림프구성 백혈병과 급성 골수성 백혈병에서도 일부 발견된다.

비알코올지방간염 nonalcoholic steatohepatitis 비알콜성지방간염

남한어	영어	북한어
비알코올지방간질환	nonalcoholic fatty liver disease, NAFLD	비알콜성간, 비알콜성지방간질환
비장굴곡, 지라굽이	splenic flexure, left colic flexure	비장만곡
비장문	splenic hilum	비장문
비장보존먼쪽췌장절제, 비장보존원위췌장절제	spleen preserving distal pancreatectomy	비장보전원위취장절제술
비정형샘종증식	atypical adenomatous hyperplasia	비정형선종증식
비호지킨림프종	non-Hodgkin lymphoma	비호지킨림파종

림프구에서 생긴 악성종양 중에서 특징적 소견을 가지는 호지킨 림프종을 제외한 모든 악성 림프종. 비호지킨 림프종은 모든 연령에서 발생하며 정상보다 커진 림프절과 발열, 체중감소가 특징적이다. 비호지킨 림프종의 종류는 매우 많으며 비(B)세포에서 발생하는지 혹은 티(T) 세포에 발생하는지로 구분할 수 있고, 빠르게 자라는 공격성인지 느리게 자라는 무통성인지에 따라서도 구분할 수 있다. 비세포 비호지킨 림프종에는 버킷 림프종, 만성 림프구 백혈병/소림프구 림프종, 광범위 큰비세포 림프종, 소포 림프종, 면역모세포 림프종, 전구체 비림프모구 림프종, 외투세포 림프종 등이 있다. 티세포 비호지킨 림프종에는 균상식육종, 역형성 큰세포 림프종, 전구체 티림프모구 림프종 등이 있다. 림프종은 골수나 조혈모세포 이식 후에 발생하기도 하는데 이 경우에는 주로 비세포 비호지킨 림프종이 발생한다. 예후와 치료는 병기와 종류에 따라 다양하다.

남한어	영어	북한어
빈혈	anemia	빈혈

적혈구수가 정상보다 낮거나 적혈구 내에 철 성분이 적은 상태. 경미한 경우는 창백, 피로 등이 나타나며, 진행되면 호흡곤란, 쇠약, 불규칙한 심장박동 등이 나타난다. 소화관에 예기치 않은 출혈로 인한 빈혈이 있을 경우는 대장암을 의심해야 한다. 백혈병과 같은 암이 있거나, 항암치료를 하거나, 영양불량일 경우에 골수에 영향을 미쳐 적혈구 수가 감소될 수 있다.

남한어	영어	북한어
빌로스II식수술	Billoth II operation	빌로트II법수술(위절제술)
빌로스I식수술	Billoth I operation	빌로트I법수술(위절제술)

남한어	영어	북한어
빌름스종양	Wilm's tumor	윌므스종양(윌름스종양)

태아의 신장(콩팥) 조직인 신장기원 받침(nephrogenic rest)에서 유래하는 악성종양. 한쪽 신장에서 발생하는 경우가 대다수이나 약 5%에서는 양쪽 신장에 모두 생길 수도 있으며 주로 5세 미만 소아에서 발생하며 배 덩이(복부 종괴), 고혈압, 혈뇨, 배뇨장애 등의 여러 가지 증상들이 나타난다. 간 또는 림프절 등으로 전이될 수 있다.

남한어	영어	북한어
빗근층	oblique muscle layer	경사근
빗장뼈, 쇄골	clavicle	쇄골
빛살, 선, 속, 음속, 광속, 빔	beam	방사선, 방사, 복사, 빛묶음
빛응고	photocoagulation	빛응고(술)

레이저와 같은 강력한 광선으로 혈관을 봉쇄하거나 조직을 파괴하는 시술. 눈질환에 사용되며 암이 자라는 데 필요한 혈관을 파괴하여 봉쇄하는 목적으로도 사용된다.

남한어	영어	북한어
빠른비움증후군, 덤핑증후군	dumping syndrome	덤핑증후군, 추락증후군, 위절제술후증후군

위절제술 시행 후 음식물이 급격하게 대량으로 작은창자로 들어가 발생하는 질환. 식후 20~30분에 발생하는 조기 빠른비움(덤핑) 증후군과 식후 2~3시간에 발생하는 후기 빠른비움(덤핑) 증후군이 있다. 조기 빠른비움(덤핑) 증후군은 오심, 구토, 설사, 복통, 두근거림(심계항진), 땀남(발한), 현기증, 무력감 등이 나타난다. 음식물이 급하게 작은창자로 들어가 작은창자가 급격하게 확장되고 탄수화물의 유입으로 삼투압에 의해 수분이 창자로 들어가 혈류 감소를 초래하여 자율신경계 증상을 일으킨다. 후기 빠른비움(덤핑) 증후군에서는 인슐린의 과잉 반응에 의한 저혈당 증상이 식후 2~3시간 후에 나타난다. 음식물이 급격한 유입으로 혈당치가 갑자기 상승하고, 이에 췌장세포가 인슐린을 과잉 분비하여 반응성 저혈당이 나타나 무력감, 두근거림(심계항진) 등의 증상이 나타난다.

남한어	영어	북한어
뺨피판, 협부피판	cheek flap	볼/뺨피판
뼈밀도검사, 골밀도검사	bone mineral density scan	뼈기질스캔

두 개의 다른 에너지 수준(level)을 가진 엑스선을 뼈에 통과시켜 뼈밀도(특정 부피의 뼈에 함유하고 있는 무기질의 양)를 재는 영상법. 골다공증(뼈 질량과 밀도가 감소한 상태)을 진단하는 데 쓰인다. BMD scan, DEXA, DEXA scan, dual energy x-ray absorptiometric scan, dual x-ray absorptiometry, DXABMD라고도 한다.

남한어	영어	북한어
뼈밀도측정계, 골밀도측정계	bone densitometry	뼈(골)밀도측정계
뼈스캔	bone scan	뼈스캔(동위원소검사)

뼈의 비정상적인 부분 또는 손상된 부분을 보기 위한 영상 검사. 극소량의 방사성 물질을 정맥을 통해 주입한 후 뼈에 흡수된 방사성 물질을 스캐너를 통해 영상화한다. 뼈스캔은 뼈 종양 또는 암의 뼈 전이를 진단할 수 있으며, 골절, 감염 또는 뼈의 다른 문제들을 진단하는 데 쓰일 수 있다. 뼈섬광도(scintigram)라고도 한다.

남한어	영어	북한어
사기질종	adamantinoma	상아질상피종, 법랑질상피종
사람부고환단백질 4	human epididymis protein 4	사람부고환단백질 4

폐나 난소와 같은 생식기관에서 발견되는 단백질. 특정한 암, 특히 상피성 난소암에서 정상보다 높은 수치를 보인다. 종양표지자의 하나이며, 이를 혈액에서 측정하면 암이 악화하거나 재발한 것을 아는 데 도움이 된다. 약자로 HE4라고 한다.

남한어	영어	북한어
사람유두종바이러스	human papillomavirus	사람유두종비루스

사마귀의 원인이 되며 성적으로 전파되기도 하며 암 발생과도 관련이 있는 바이러스. 약 200여 종이 있으며 사마귀를 일으키는 종이 가장 흔하다. 일부는 성적으로 전파되기도 하는데 구강이나 항문 섹스와도 연관되는 경우가 많다. 대부분은 사마귀와 같이 양성이나, HPV 16이나 HPV 18같이 암 발생과 관련이 있는 것도 있다. 사람 유두종 바이러스에 지속해서 감염되면 생식기 사마귀뿐 아니라 자궁경부암, 외음부암, 항문암, 구강암, 후두암 등이 발생할 수 있다.

남한어	영어	북한어
사람유두종바이러스검사	human papillomavirus test	사람유두종비루스검사

사람 유두종 바이러스 중 특별한 유형이 자궁경부암의 발생과 관계가 있음을 DNA나 RNA를 통해 알아보는 방법. 파파니콜로검사(pap test)와 같이 시행하는 것이 효과적이다. 약자로 HPV 검사라고도 한다.

남한어	영어	북한어
사람조직적합항원검사	human leukocyte antigen matching	사람백혈구항원검사

혈액 또는 조직이 이식에 적합한가를 알아보기 위해, 주는이와 받는이 사이에 사람 백혈구 항원의 일치도를 대조하는 검사법. 사람 백혈구 항원은 몸 안의 대부분의 세포 표면에서 발견되는 물질이다. 사람의 조직 유형을 형성하고, 이는 사람에 따라 다르며 다른 사람의 조직에 대한 면역반응에 중요한 역할을 한다. 조직을 받는이와 주는이 사이에 조직 일치 여부를 확인하기 위해 줄기세포 이식이나 장기 이식 전에 수행된다.

남한어	영어	북한어
사마귀모양암종	verrucous carcinoma	사마귀모양암종, 우취암종

남한어	영어	북한어
사시	strabismus	사시
사이버나이프	cyberknife	사이버나이프
사이베르트분류	Seiwert classification	Seiwert분류, 쎄이베르트분류
사이질폐렴	interstitial pneumonitis	간질성페염
사이클로트론	cyclotron	사이클로트론
삼차원입체조형방사선요법	three-dimensional conformal radiation therapy	3차원입체방사선치료
삼킴곤란	dysphasia, swallowing difficulty	삼키기장애, 연하장애, 삼키기곤난, 연하곤난
삼환계항우울제	tricyclic antidepressant	3환계항울약
상담	counselling	상담
상부위장(관)조영	upper gastrointestinal series	상부위장관조영

방사선(X-ray)이 투과되지 않는 물질(대개, 바륨 현탁액이나 요오드 제제)을 용액 상태로 만들어 마시게 한 다음, 엑스선으로 촬영하여 상부위장관(식도, 위, 샘창자) 표면에 엑스선 비투과 물질에 싸인 모습을 통해 해부학적, 기능적 이상 여부를 확인하는 검사이다. 상부위장관 조영 검사를 이용하여 궤양, 암, 틈새 탈장(hiatal hernia), 폐쇄(막힘) 등을 진단할 수 있다.

남한어	영어	북한어
상부위장관내시경	upper endoscopy	상부위장관내시경

입과 식도를 경유하여 내시경을 통과시킨 후 위장 안을 관찰하는 방법. 내시경은 내부를 관찰할 수 있도록 광원과 렌즈가 장착된 가느다란 관 모양의 기구이다. 검사 도중 병터가 발견되면 조직을 제거할 수 있고 필요한 경우 조직검사를 함께 시행할 수도 있다. 위내시경 검사(gastroscopy)라고도 한다.

남한어	영어	북한어
상장간막동맥, 위창자간막동맥	superior mesenteric artery	상장간막동맥

남한어	영어	북한어
상장간막정맥, 위창자간막정맥	superior mesenteric vein	상장간막정맥
상처감염	wound infection	상처감염, 창상감염
상처봉합	wound closure	상처봉합
상피모양골육종	epithelioid osteosarcoma	상피모양골육종
상피모양육종	epithelioid sarcoma	상피모양육종
상피모양혈관내피종	epithelioid haemangioendothelioma	상피모양혈관내피종
상피밑종양	subepithelial tumor	상피하종양
상행결장, 오름(잘록)창자	ascending colon	상행결장
색도플러	color doppler	색도플러
색전증	embolism	전색(증)
색전형성, 색전술	embolization	전색술, 전색형성
샘낭암종, 선양낭포암	adenoid cystic carcinoma	선양낭포암

침샘에서 시작되는 침샘암의 비교적 드문 유형. 유방, 자궁, 폐에서 발생하기도 한다. 천천히 자라는 종양이지만, 주변 조직이나 다른 장기(특히 폐)에 전이될 수도 있다.

남한어	영어	북한어
샘암종	adenocarcinoma	선암

샘(선, gland)의 분비세포에서 기원하는 암. 샘세포는 신체 내부 장기의 표면을 덮는 조직에서 발견되며 신체에서 점액, 소화액 같은 물질을 분비하는 역할을 한다. 유방, 췌장, 폐, 전립선, 대장에서 생기는 대부분의 암은 샘암종(선암종)이다.

남한어	영어	북한어
샘종	adenoma	선종

분비물을 내보내는 샘(gland) 모양의 구조물을 구성하고 있는 세포에서 기원하는 양성종양. 샘세포는 상피세포의 일종이다.

생검	biopsy	생검, 생체조직검사
생물학적등가선량	biologically equivalent dose	생물학적등가선량
생식샘이상	gonadal dysfunction	생식선기능장애
생존	survivorship	생존

암에서 생존은 삶의 끝까지 암 치료를 받은 사람의 건강과 삶에 초점을 맞추고 있다. 암 생존은 진단 및 치료 단계를 넘어 암의 신체적, 심리사회적 및 경제적 문제를 다루고 있다. 여기에는 건강 관리 및 후속 치료, 치료의 후기 합병증, 재발 암 및 삶의 질을 얻는 능력과 관련된 문제가 모두 포함된다. 가족 구성원, 친구 및 간병인도 암 생존 경험의 일부로 간주한다.

생존율	survival rate	생존률

연구나 치료 그룹에서 암과 같은 한 질병으로 진단받거나 치료를 시작한 후 일정 기간 아직 살아있는 사람들의 백분율. 생존율은 흔히 5년 생존율로 기술하는데, 연구나 치료 그룹에서 진단이나 치료 시작 5년 후 살아있는 사람들의 백분율을 의미한다. 전체 생존율이라고도 한다.

생체간이식	living donor liver transplantation	생체간이식
서맥, 느린맥	bradycardia	서맥
석회화	calcification	석회화, 칼시움침착

조직에 칼슘이 침착되어 있는 상태. 유방의 석회화는 유방촬영에서 관찰될 수 있지만 만져지지는 않는다. 유방의 석회화는 거대석회화와 미세석회화로 나눌 수 있다. 거대석회화는 암과 관련이 없으나, 빨리 분열하는 세포에 점과 같은 모양으로 잘 보이는 미세석회화는 전암 병터일 수 있다.

남한어	영어	북한어
선별검사	screening exam	림상시험
선택목절제	selective neck dissection	선택적경부림파절박리
선택세로토닌재흡수억제제	selective serotonin reuptake inhibitors	선택적세로토닌재흡수억제제
선행보조화학요법	neoadjuvant chemotherapy	첫보조화학료법
선행재활	prehabilitation	사전재활
선형가속기	linear accelerator	선형가속기
설트랄린	sertraline	셀트랄린
섬광조영, 섬광스캔	scintigraphy	신티그라피

암을 진단하기 위해 사용되는, 방사성 핵종을 사용하는 영상법. 암의 진단, 병기 및 치료 반응 평가에 사용된다. 정맥을 통해 방사성 핵종이 소량 흡수되어 다른 장기로 퍼지면서 방출되는 방사선을 특수 카메라로 감지하여 영상을 구성한다. 방사성 핵종 스캔이라고도 한다.

남한어	영어	북한어
섬망	delirium	섬망
섬세포암종	islet cell carcimoa	취장섬세포악성종양

췌장 섬세포(이자 섬세포, pancreatic islet cell)에서 발생하는 매우 드문 암. 섬세포는 혈액에 있는 포도당의 양을 조절하고 위장에서 음식의 소화를 돕는 호르몬을 포함하여 신체 기능에 영향을 미치는 여러 호르몬을 분비한다. 섬세포암종이 발생하면 이들 호르몬의 분비가 증가하여 다양한 증상이 나타날 수 있다. 호르몬을 분비하지 않는 비기능 췌장 섬암종이 있을 수 있는데, 이 경우에는 호르몬 증상이 나타나지 않고 종양이 커지고 퍼질 경우에만 증상이 나타난다.

남한어	영어	북한어
섬유모세포골육종	fibroblastic osteosarcoma	섬유아세포, 교원아세포골육종
섬유샘종	fibroadenoma	섬유선종

유방에 생기는 가장 흔한 양성종양. 젖샘 조직과 주위 섬유조직이 증식되어 형성된 양성 샘종이다.

남한어	영어	북한어
섬유육종	fibrosarcoma	섬유육종

뼈, 근육 및 기타 섬유조직에서 시작되는 연조직육종의 한 유형.

남한어	영어	북한어
성기능장애	sexual dysfunction	성기능장애
성인섬유육종	adult fibrosarcoma	섬유육종
성장호르몬결핍증	growth hormone difficiency	성장호르몬결손(증)
세극등검사	slit lamp examination	세극등검사
세로근육층	longitudinal muscle layer	종축근층
세로칸	mediastinum	종격
세로칸내시경술	mediastinoscopy	종격경

폐와 폐 사이에 위치한 조직과 림프절을 검사하는 가는 튜브 모양의 기구. 심장, 큰 혈관, 기관, 식도, 기관지 등이 있는 세로칸(종격)을 관찰할 수 있는 기구이다. 종격내시경은 빛과 렌즈로 관찰하거나 조직을 제거할 수 있다. 가슴뼈(흉골) 위를 작게 절개하고 기구를 삽입한다.

남한어	영어	북한어
세로칸암	mediastinal cancer	종격암
세포독성화학요법	cytotoxic chemotherapy	세포독성화학료법, 세포독성항암제

빨리 자라는 세포를 죽이는 화학물질(세포독성 항암제)을 사용하여 암세포를 죽이는 치료법. 암세포 이외에 빨리 자라는 기관인, 골수, 머리털, 점막 등이 함께 손상되기 때문에 골수억제(빈혈, 백혈구감소증, 혈소판감소증) 및 탈모, 점막염으로 인한 입안염(구내염), 복통, 설사 등 일시적인 부작용이 발생할 수 있다.

남한어	영어	북한어
세포요법	cell therapy	세포학적치료
소세포골육종	small cell osteosarcoma	소세포골육종
소세포폐암	small cell lung cancer	소세포폐암

폐 조직에서 발생하고 타 장기로 전이될 수 있는 공격적으로 빨리 자라는 폐암. 이 암세포는 현미경으로 볼 때 작고 타원형으로 보인다.

남한어	영어	북한어
소장암	small intestine cancer	소장암(소장종양)

소장(작은창자)에서 발생하는 모든 종류의 악성종양(암)을 다 포함하는 포괄적 용어. 소장암 중 가장 많은 암은 점액이나 소화액을 만들고 방출하는 세포에서 기원하는 샘암(선암)이고, 그 외에도 결합조직 또는 지지조직에서 기원하는 육종, 신경내분비세포에서 기원하는 유암종, 면역세포에서 기원하는 림프종 등이 있다.

남한어	영어	북한어
소화불량	dyspepsia	소화장애(불량)
속목정맥	internal jugular vein	내경정맥
속쓰림	heartburn	속쓰림, 가슴쓰림
속질모세포종, 수모세포종	medulloblastoma	(신경)수아세포종, 수아종

뇌의 하부, 특히 제4 뇌실에서 주로 발생하는 악성종양. 종종 척수 또는 기타 신체 부위로 전이한다. 소아나 젊은 성인에서 주로 발생한다.

남한어	영어	북한어
손상위험장기	organ at risk	손상위험장기
수두	varicella	수두
수막종	meningioma	수막종, 뇌막종

수막(뇌와 척수를 감싸고 있는 얇은 막 형태의 조직)에 발생한 종양. 대부분 양성종양으로 천천히 자라는 것이 특징이다.

남한어	영어	북한어
수면제	sleeping pill	잠약, 수면제
수술부위감염	surgical site infection	감염수술부위, 수술창상감염
수술전방사선요법	preoperative radiation therapy	수술전방사선치료

남한어	영어	북한어
수술후방사선요법	postoperative radiation therapy	(수)술후방사선치료
수정체, 렌즈	lens	수정체
수직전파	vertical transmission	수직감염
수혈	transfusion	수혈
순음청력검사	pure tone audiometry, PTA	순수(절대)청력검사
쉰소리	hoarseness	쉰목소리
슈반종, 신경집종, 신경초종	schwannoma, neurilemmoma	신경초종, 슈완세포종

말초신경을 싸고 있는 신경집에서 발생한 종양. 대부분 양성종양이다.

남한어	영어	북한어
스트레스위염	stress gastritis	스트레스위염
시력저하	decreased vision	시력저하
시상영상	sagittal view	시상영상
시에이 125, 암항원 125	CA 125	암항원 125

난소암, 자궁내막암 등에서 증가하는 고분자 당단백. 부인과 암의 예후 판정에 사용되는 종양 표지자이다. 난소암의 크기, 병기 및 예후 및 자궁내막암의 예후 결정과 연관이 있다. 약자로 CA 125라 불린다.

남한어	영어	북한어
시에이 15-3, 암항원 15-3	CA 15-3	암항원 15-3

상피세포에서 주로 나타나는 점액 1(Mucin 1, MUC 1)이라는 큰 단백질의 일부. 암항원(cancer antigen, CA)의 일종이며, 유방암을 포함한 일부 암 환자에서 정상 수치보다 높을 수 있다. 혈액 중의 CA 15-3의 양을 측정하는 것은 암 치료가 잘 되었는지 또는 암이 다시 생겼는지 확인하는 데 유용할 수 있다. CA 15-3은 종양표지자(tumor marker)의 한 유형이다.

남한어	영어	북한어
시에이 19-9, 암항원 19-9	CA 19-9	암항원 19-9

암세포와 정상세포 모두에서 혈류로 방출되는 물질. 혈액에서 암항원(cancer antigen, CA) 19-9가 너무 많으면 췌장암이나 다른 암의 징후일 수 있다. 혈액 중 CA 19-9의 양은 암 치료법이 얼마나 잘 작동하는지 또는 암이 재발했는지 추적하는 데 도움이 된다. CA 19-9는 종양표지자의 한 유형이다.

남한어	영어	북한어
시탈로프람	citalopram	시탈로프람

우울증치료에 사용하는 약제. 선택적 세로토닌 재흡수 억제제(selective serotonin reuptake inhibitors, SSRIs)에 속하는 항우울제이다. 셀렉사(Celexa)라고도 한다.

남한어	영어	북한어
식도스텐트	esophageal stent	식도스텐트

식도 내강(속 공간)이 좁아져 있거나 막혀있을 때, 해당 부위를 넓혀 구강 섭취를 가능하게 하는 관(tube). 금속망, 플라스틱, 실리콘 등의 재질로, 주로 식도암에 의한 식도 폐쇄(막힘)를 치료하는 데 사용된다.

남한어	영어	북한어
식도암	esophageal cancer	식도암

식도에 생긴 암. 암의 조직형에 따라 크게 식도 내강(속 공간)을 덮고 있는 편평한 형태의 세포에서 발생한 편평상피세포암(squamous cell carcinoma)과 점액을 분비하는 샘조직에 발생한 샘암종(adenocarcinoma)으로 나눌 수 있다. 우리나라를 비롯한 동아시아 국가들에서는 편평상피세포암이 많으며, 북아메리카나 유럽지역에서는 샘암종의 발생빈도가 높다.

남한어	영어	북한어
식도위십이지장내시경술	esophagogastroduodenoscopy	식도위십이지장내시경검사
식도정맥류	esophageal varix	식도정맥류
식도조영	esophagography	식도조영(술)
식도협착증	esophageal stenosis	식도협착
식욕부진	anorexia	입맛없기, 식욕부전, 무식욕(증)

음식을 먹고자 하는 욕망이 비정상적으로 사라지는 증상. 식욕부진은 암, 에이즈, 정신장애(예, 신경성 식욕부진) 등에 의해 발생할 수 있다.

남한어	영어	북한어

신이식 kidney transplantation **콩팥이식**

신(장)독성 nephrotoxicity **콩팥독성**

신(장)세포암종 renal cell carcinoma **콩팥상피성악성종양**

혈액을 걸러 소변을 생산하는 역할을 하는 콩팥 요세관의 내막을 구성하는 세포에서 발생하는 신장암. 신장암의 가장 흔한 유형이며, 신장세포암(renal cell cancer), 신장세포샘암(renal cell adenocarcinoma), hypernephroma라고도 한다.

신경(아)교종 glioma **신경교종**

신경세포를 보조하는 역할을 하는 신경아교세포에서 발생한 여러 종류의 종양(별아교세포종, 뇌실막세포종, 다형 아교모세포종, 말초 원시신경 외배엽종양)을 포괄하는 용어. 천천히 자라는 종양부터 빠르게 퍼지는 종양, 치명적인 아교모세포종까지 그 종류가 다양하다. Glial tumor 라고도 한다.

신경내분비종양 neuroendocrine tumor **신경내분비(세포)종양**

신경계에 반응하여 호르몬을 분비하는 세포에서 형성된 종양. 호르몬을 분비하므로 호르몬과 관련된 다양한 증상이 나타난다. 양성종양일 경우도 있으며 악성종양일 경우도 있다. 카르시노이드종양(carcinoid tumor), 이자섬세포종양(islet cell tumor), 갑상선수질암(medullary thyroid cancer), 갈색세포종(pheochromocytoma), 메르켈세포암(Merkel cell cancer), 소세포 폐암(small cell lung cancer) 등이 있다.

신경모세포종 neuroblastoma **신경상피종**

미성숙한 신경세포로부터 기원하는 암. 주로 부신에서 발생하지만 배, 가슴, 척수 주위 신경세포로부터 발생하기도 한다. 주로 5세 미만의 소아에서 발생하며 출생 전에 초음파로 발견되기도 한다.

신경섬유종증 neurofibromatosis **신경섬유종증**

피부와 신경을 같이 침범하는 유전질환. 주로 피부 증상이 많이 나타나는 1형이 있고 피부 증상은 적고 청신경을 포함한 신경 증상이 주로 나타나는 2형이 있다. 1형은 밀크커피 반점. 피부 신경섬유종, 겨드랑이에 주근깨, 시신경로의 종양, 뼈 병터가 나타나며 2형은 피부 증상은 1형보다 적거나 경미하나 전정 신경초종, 중추 및 말초의 신경초종이나 다른 종양들이 주로 나타나며 청력소실, 귀울림, 균형감각 소실 등을 보일 수 있다. 1형은 17번 염색체의 *NF-1*

남한어	영어	북한어

유전자의 결손을 보이는 반면 2형은 22번 유전자의 결손을 보인다. 신경섬유종증이 있는 환자는 여러 가지 양성종양의 빈도가 높을 뿐 아니라 특히 1형에서는 악성종양의 위험도가 정상인보다 높은 것으로 되어 있다.

남한어	영어	북한어
신경안정제	tranquilizer	신경안정제
신경얼기병증, 신경총병증	plexopathy	신경총아픔
신선냉동혈장	fresh frozen plasma, FFP	신선건조혈장
신장암	kidney cancer	콩팥암
신장염	nephritis	콩팥염
신체활동	physical activity	신체활동
신호강도	signal intensity, SI	신호강도
심근관류영상	myocardial perfusion imaging	관류
심리검사, 심리측정	psychometry	정신측정
심부낭성위염	gastritis cystica profunda	심부낭성위염
심장독성	cardiotoxicity	심장독성, 심장독
십이지장	duodenum	십이지장

작은창자의 첫 번째 부분으로 위의 유문에서 공장에 이르는 시(C) 자 형의 장기. 음식물과 위액이 섞여서 만들어진 산성의 유미즙이 샘창자로 넘어오면 샘창자에서 만들어진 알칼리 점액에 의해 중화된다. 이것은 다시 이자액과 쓸개즙의 각종 소화효소에 의해 장 점막에 흡수될 수 있는 상태로 변화된다.

남한어	영어	북한어
십이지장암	duodenal cancer	십이지장암

남한어	영어	북한어
십이지장조영	duodenography	십이지장조영술
쌕쌕거림	wheeze	천명, 쌕쌕거림
쐐기절제	wedge resection	쐐기절제술, 설상절제술

삼각형 모양으로 조직을 절제하는 수술. 종양 주변의 소량의 정상 조직을 포함해서 제거한다.

남한어	영어	북한어
아교모세포종	glioblastoma	(신경)교아세포종, 교아종

뇌와 척수의 아교세포에서 발생한 빠른 진행을 보이는 악성종양. 성인에서 주로 발생하고 척수보다는 뇌에서 많이 생긴다. 지비엠(GBM), 아교모세모종, 4등급 별아교세포종으로도 불린다.

남한어	영어	북한어
아구창, 구강칸디다증	thrush	아구창
아래가로막동맥, 하횡격막동맥	inferior phrenic artery	하횡격막동맥
아래식도조임근, 하부식도조임근	lower esophageal sphincter, LES	하부식도괄약근
아래턱가장자리절제, 하악변연절제	marginal mandibulectomy	하악변연절제
아래턱구역골절제	segmental mandibulectomy	하악분절골절제
아래턱절개, 하악절개	mandibulotomy	하악절단술
아미트리프틸린	amitriptyline	아미트립틸린

우울증치료에 사용하는 약물. 불안, 수면장애, 통증치료에 사용할 수도 있다. 또한 화학요법으로 인한 신경통치료에 경구 또는 겔 형태로 사용이 연구되고 있다. 삼환계 항우울제의 일종으로 아미트리프틸린 염산염(amitriptyline hydrochloride)이라고도 한다.

남한어	영어	북한어
악성가슴막삼출	malignant pleural effusion	악성륵막액

흉강(가슴 안)의 벽쪽 가슴막과 폐의 외부를 감싸는 내장 쪽 가슴막 사이에 암으로 인해 만들어져서 고여 있는 세포 성분과 액체. 폐암, 유방암, 림프종, 백혈병 등에서 유발된다.

남한어	영어	북한어
악성림프종	malignant lymphoma	악성림파종

남한어	영어	북한어
악성말초신경집종, 악성말초신경초종	malignant peripheral nerve sheath tumor	악성말초신경피복종

말초신경을 감싸고 있는 신경집에서 발생하는 육종의 한 종류. 약자로 MPNST라고 한다.

남한어	영어	북한어
악성섬유조직구종골육종	malignant fibrous histiocytoma like osteosarcoma, MFH-like Osteosarcoma	악성섬유조직구종골육종
악성중피종	malignant mesothelioma	악성중피종

흉강(가슴 안)이나 복부, 드물게 심장막을 둘러싸는 중피에서 발생하는 암. 공기 중의 석면에 노출되었을 때 발생 위험도가 증가한다.

남한어	영어	북한어
악성흑색종	malignant melanoma	악성흑색종
안구적출, 적출, 핵제거	enucleation	핵(제거)출, 적출
안압	intraocular pressure	눈압, 안압
안압측정, 안압검사	tonometry	눈압측정(법)
안저검사	fundus examination	안저검사
안진	nystagmus	눈알떨기증, 안구진탕증
알코올간경화증	alcoholic liver cirrhosis	알콜성간경변
알코올관련간질환	alcohol-related liver disease	알콜성간질환

ㅇ

남한어	영어	북한어
알파태아단백질	alpha fetoprotein, AFP	알파태아단백

태아에서 정상적으로 생산되는 혈청 단백의 일종. 태생기에 생성되고 생후 감소하기 시작하여 18개월이 지나면 정상 성인에서 관찰되는 수치까지 감소한다. 간암 혹은 난황에서 유래된 생식세포종양에서 증가할 수 있기 때문에 종양의 병기 결정, 치료 효과 판정에 이용할 수 있다.

남한어	영어	북한어
알프라졸람	alprazoalm	알프라졸람
암배아항원	carcinoembryonic antigen, CEA	암태아항원

대장암을 비롯한 몇 가지 암종과 비암성질환 또는 흡연자에서 발견되는 혈액 내 존재하는 물질. 암의 치료 경과, 재발 여부를 확인하는 데 도움이 될 수 있다. 종양표지자의 한 종류이다. 약자로 CEA라고 한다.

남한어	영어	북한어
암생존자	cancer survivor	암생존자
암생존자관리	cancer survivorship care	암생존자관리

치료 종료 후 환자에게 주어진 상세 계획과 후속 치료에 대한 권고 및 치료 방침의 요약 등은 암의 종류와 환자가 받은 치료 방법에 따라 결정된다. 생존자 관리 계획은 암이 재발하거나 신체의 다른 부위로 퍼졌는지 확인하기 위한 신체검사 및 의학적 검사 일정이 포함할 수 있다. 또한 후속 관리를 받는 것은 치료가 끝난 후에 몇 달 또는 몇 년 후에 발생할 수 있는 다른 암을 포함한 건강 문제를 확인하는 데 도움이 된다. 생존자 관리 계획에는 환자의 정서적, 사회적, 법적 및 재정적 필요를 충족시키는 데 도움이 되는 정보가 포함될 수도 있다. 전문가 의뢰, 식이요법, 운동 및 금연과 같은 건강한 생활 습관에 대한 권장 사항도 함께 고려해야 한다.

남한어	영어	북한어
암성피로, 암관련피로	cancer-related fatigue	암관련피로
암종증	carcinosis, carinomatosis, carcinomatosis	암(종)증

암종이 전신으로 퍼진 상태.

남한어	영어	북한어
암죽, 유미	chyle	유미

남한어	영어	북한어
암죽가슴(증)	chylothorax	유미흉(증)
암죽샛길	chylous Fistula	유미루
암죽유출, 암죽새기	chyle leakage	유미루출
압박붕대	multilayered compression bandage	압박붕대
압박스타킹	compression stocking	압박스타킹
앞가쪽넓적다리피판	anterolateral thigh flap	전외측의대퇴피판
앞뒤방향영상, 전후영상	anteroposterior view, AP view	전후영상
앞방, 전방	anterior chamber	전방
액체감쇠역전회복	fluid attenuated inversion recovery, FLAIR	액체감쇠역전회복
약제감수성검사	drug susceptibility test	약물감수성검사
양극성장애	bipolar disorder	량극성장애
양성자밀도강조영상	proton density weighted image, PDWI	양성자밀도강조영상
양성자치료	proton beam radiation therapy	양성자치료

사이클로트론을 이용하여 수소 원자의 핵인 양성자를 가속하여 조사함으로써 암세포를 사멸시키는 방사선치료법. 가속된 양성자는 몸속을 통과하면서 암 조직 앞의 정상 조직에는 방사선을 적게 조사하고 암 조직에는 방사선을 최대로 전달한 뒤 바로 소멸한다. 따라서 암 조직 뒤의 정상 조직에는 방사선의 영향을 주지 않는 브래그피크(brag peak)의 특성이 있어 정상 조직의 방사선 손상을 최소화할 수 있는 장점이 있다. 두경부, 뇌, 안구, 폐, 척수, 전립선 등에 생긴 암 치료에 사용된다.

남한어	영어	북한어
양성종양	benign tumor	량성종양

암(악성)이 아닌 이상 증식을 보이는 병적 상태. 악성종양인 암과는 달리 근처의 조직을 침범하거나 신체의 다른 부위로 전이되지는 않는다.

남한어	영어	북한어
양전자(방출)단층촬영	positron emission tomography, PET	양전자방출단층촬영

종양세포가 정상 조직에 비해 특정 원소를 많이 섭취하는 원리를 이용하여 방사성동위원소를 사용하여 촬영하는 핵의학 영상 진단법. 엑스선을 사용하지 않고 정맥을 통해 주입된 방사성동위원소를 흡수한 후 신체 내부 세포에서 발산하는 방사능을 스캐너로 촬영한다. 예를 들어, 뇌에서는 산소가 적게 쓰이는 부분을 영상화할 수 있다. 펫스캔(PET scan)이라고도 한다.

남한어	영어	북한어
양전자방출단층촬영-컴퓨터단층촬영, 양전자컴퓨터단층촬영	positron emission tomography-computed tomography scan, PET-CT	양전자방출단층촬영-컴퓨터단층촬영

양전자방출 단층촬영(PET) 스캔과 컴퓨터 단층촬영(CT) 스캔을 결합한 영상법. PET과 CT는 같은 시간 한 기계에서 시행된다. 융합된 영상은 다른 영상들보다 더 자세한 체내 영상을 제공한다. 암과 같은 질병을 진단하고 치료 방침을 세우고, 치료 반응 평가를 수행하는 데 도움이 될 수 있다.

남한어	영어	북한어
어금니삼각암종, 후구치삼각암종	carcinoma of retromolar trigone	후구치(어금이)삼각암
어깨목뿔근, 견갑설골근	omohyoid muscle	견갑설골근
어깨올림근, 견갑올림근	levator scapulae muscle	견갑거근
얼굴동맥, 안면동맥	facial artery	얼굴동맥, 안면동맥
얼굴신경, 안면신경	facial nerve	얼굴신경(안면신경)

남한어	영어	북한어
엎드린, 복와위	prone	복와위
에스시탈로프람	escitalopram	에스치탈로프람(울병치료약)
에스트로젠	estrogen	에스트로겐

난소에서 분비되고, 생식 주기에 영향을 주는 여성호르몬. 여성의 폐경, 월경 장애, 골다공증에 에스트로겐을 투여하면 증상이 호전될 수 있다.

남한어	영어	북한어
에스트로젠수용체	estrogen receptor	에스트로겐감수체

여성호르몬 중 하나인 에스트로겐과 결합하는 단백질. 에스트로겐 수용체는 여성 생식 조직을 포함하여 다른 조직을 구성하는 세포뿐 아니라 암세포 내에서도 관찰된다. 유방암 환자의 약 80%는 에스트로겐 수용체에 양성이다. 에스트로겐은 에스트로겐 수용체와 결합하면 유방암 세포의 성장을 촉진하므로, 에스트로겐 수용체는 유방암에서 중요한 작용을 하는 호르몬 수용체 중 하나이다. 따라서 에스트로겐호르몬이 에스트로겐 수용체와 결합하는 것을 방해하는 약제를 사용하거나 호르몬 자체의 분비를 억제하는 항호르몬요법으로 유방암의 치료가 가능하다.

남한어	영어	북한어
에코양상	echo pattern	에코양상
엔엠피22, NMP22	nuclear matrix protein 22, NMP22	핵기질단백22

DNA, RNA를 만드는 데 관여하고, 세포에서 특정 유전자의 표현을 통제하는 데 도움을 주는, 세포핵 안에서 발견되는 단백질. 방광암 같은 일부 암 환자 소변에서 정상 수치보다 많은 양이 발견되어 방광암 진단이나 치료 반응을 알아내는 데 도움이 되는 종양표지자이다. 약자로 NMP22라고 한다.

남한어	영어	북한어
엠피엘유전자, *MPL*유전자	*MPL* gene	*MPL*유전자

트롬보포에틴(thrombopoietin) 수용체로 불리는 단백질을 만드는 유전자. 이 단백은 골수에서 만들어지는 혈액(특히, 혈소판)의 숫자를 조절하는 데 도움을 준다. 돌연변이 형태의 *MPL* 유전자를 가진 사람에게서 비정상적인 혈액세포나 너무 많은 혈소판이 형성될 수 있다. 이 돌연변이 유전자는 본태 혈소판증가증, 일차 골수섬유증 등을 포함한 다른 혈액질환에서도 발견되었다.

남한어	영어	북한어
엡스타인-바바이러스	Epstein-Barr virus, EBV	엡스타인바비루스

대부분의 사람에서 문제를 일으키지 않으며 잠재성으로 존재하는 흔한 바이러스의 일종. 감염 단핵구증의 원인이며, 버킷 림프종, 면역모세포 림프종 및 코인두 암종과 같은 암과도 연관이 있다. 약자로 EBV라고 한다.

여성형유방(증)	gynecomastia	녀성화유방

남성의 유방에 발생하는 유방의 비정상적인 성장. 유아와 소년의 여성형 유방은 특정 호르몬의 불균형으로 인해 발생할 수 있다. 원인으로는 영양실조, 신장이나 간의 이상, 갑상선질환, 특정 약물이나 치료 등이 있다. 모든 연령에서 여성형 유방증이 발생할 수 있다.

역류식도염	reflux esophagitis	역류성식도염
역행신우조영	retrograde pyelography, RGP	역행성신우조영

요관을 통해 거꾸로 올라가서 신우에 조영제를 주입하여 신우의 상태를 영상으로 확인하는 방사선촬영술.

역행요도조영	retrograde urethrography, RGU	역행성뇨도조영검사
역형성갑상샘암	anaplastic thyroid cancer	퇴행성갑상선암

매우 빠르게 자라며, 치료가 어려워 예후가 안 좋은 갑상선암의 한 종류. 조직에서 분화되지 않은 anaplastic cell (역형성세포)가 많이 출현하는 것이 특징이다. 예후가 비교적 좋은 다른 갑상선암들에 비해 매우 드물게 발생한다.

연결부협착	anastomotic stricture	문합부협착
연골모세포골육종	chondroblastic osteosarcoma	연골모세포골육종
연골육종	chondrosarcoma	연골육종

뼈 연골에서 형성되는 뼈암의 한 종류. 대개 골반, 어깨, 갈비뼈 또는 팔과 다리의 긴 뼈 끝에서 시작된다. 드문 암인 골외 연골육종은 뼈 연골에서 형성되지 않으며, 대신에 팔과 다리의 상부 연(부)조직에서 형성된다. 연골육종은 모든 연령대에서 발생할 수 있지만 40세 이상의 사람들에게 좀 더 흔하다.

남한어	영어	북한어
연골점액유사섬유종골육종	chondromyxoid fibroma-like: IDH-Osteosarcoma	연골점액유사섬유종골육종
연관통	referred pain	련관통
연부조직섬유화	soft tissue fibrosis	섬유화, 섬유증
연부조직육종	soft tissue sarcoma	연부조직육종
연부조직종양	soft tissue tumor	연부조직육종
열성형가면	thermoplastic mask	열성형가면
염증유방암	inflammatory breast cancer	염증성유선(방)암

유방암의 종양세포가 유방 피부 내의 림프절을 막아 유방이 붓고 열감이 있으며 붉어진 상태. 피부에는 귤껍질같이 작은 오목이 관찰되기도 한다. 염증처럼 보여서 염증 유방암이라고 부른다. 염증 유방암은 다른 유방암보다 진행 속도가 빠르고 예후도 좋지 않다.

남한어	영어	북한어
엽	lobe	엽
엽상종양	phyllodes tumor	엽상종

유방의 결합조직에서 기원하는 드문 종양. 종양을 현미경으로 관찰 시 간질조직의 세포 모양이 마치 낙엽과 비슷하다고 하여 이러한 이름이 붙었다. 경계가 명확하고 딱딱하며 원형 또는 타원형의 혹을 형성한다. 대부분은 양성이나 20~25%에서 암으로 진행하며 다른 부위로 전이될 수 있다. 아주 드물게는 전립선에서 발견되기도 한다.

남한어	영어	북한어
엽절제	lobectomy	엽절제술, 엽적출(술)

폐, 간, 뇌, 갑상선과 같이 여러 개의 엽으로 나뉜 장기에서 한 개의 엽을 제거하는 수술.

남한어	영어	북한어
영상유도방사선요법	image guided radiation therapy, IGRT	영상유도방사선치료

방사선치료 계획 단계와 실제 치료 단계에서 영상을 이용하는 방법. 방사선치료 전 엠알아이(MRI), 펫시티(PET-CT) 등의 진단영상을 방사선 계획용 시티(CT)에 결합하여 종양의 형태를

식별하고, 이를 바탕으로 정확한 치료 계획을 세울 수 있다. 방사선치료 도중, CT영상을 촬영하여 계획용 CT영상과 일치시켜 정확한 설치 상태를 확인할 수 있다. 환부의 위치를 더욱 정밀하게 영상으로 확인하면서 치료하므로 정상 조직의 손상을 줄일 수 있다. IGRT라고도 한다.

옆누운자세영상	lateral decubitus view	측와위영상
예방뇌조사	prophylactic cranial irradiation	예방적뇌방사선쪼임

뇌 실질로 전이 가능성이 큰 암종에서 미리 뇌에 방사선을 쪼여(조사) 뇌 전이의 위험도를 낮추는 방사선치료법. 약자로 PCI라고 한다.

예방요인	protective factor	예방인자

어떤 질병을 앓을 확률을 줄일 수 있는 요소. 암을 예방하는 요인의 예는 규칙적인 신체 활동을 하고, 건강한 체중을 유지하며 건강한 식단을 유지하는 것이다.

예정목절제, 예방적경부청소술	elective neck dissection	예방적림파절박리
예후인자	prognostic factor	예후인자

병이 회복되거나 재발 가능성을 추정하는 데 사용될 수 있는 상황, 조건 또는 환자의 특성.

오타모반	nevus of Ota	오오따모반

눈 주위의 피부와 눈, 점막 등에 잘 발생하는 갈색 내지 푸른 색조를 띄는 반점. 삼차신경(trigeminal nerve)의 눈(ophthalmic) 분지와 위턱(maxillary) 분지가 분포하는 영역에 한쪽으로 잘 발생한다. 한국, 일본을 포함한 동양인들에게 빈발하며, 여성에게 좀 더 많이 발생한다. 출생 시나 출생 직후에 생겨 진해지고 커지기도 한다. 눈에 발생할 때는 녹내장과 안구흑색종이 드물게 발생할 수 있다.

올란자핀	olanzapine	올란차(자)핀
와튼관	Wharton's duct	워튼관, 악하선관

남한어	영어	북한어
완전완화, 완전관해	complete remission	완전관해, 완전경쾌, 완전완해기

암(cancer)치료 판정 기준을 나타내는 용어의 하나로, 암 치료 후 검사에서 암이 있다는 증거를 확인하지 못한 상태. 완전반응(complete response)이라고도 한다.

남한어	영어	북한어
완치안된절제, 비근치절제	non-curative resection	비근치적절제
완화방사선치료	palliative radiation therapy	고식적방사선치료
완화유도실패, 관해유도실패	induction failure	관해유도실패
완화유도화학요법, 관해유도화학요법	induction cytotoxic chemotherapy	관해유도화학료법
완화의료	palliative care	대기료법, 고식적관리

심각하거나 생명을 위협하는 질병을 앓고 있는 환자의 삶의 질을 향상하기 위한 진료. 완화의료의 목표는 질병의 증상, 질병 치료로 인한 부작용, 질병이나 치료와 관련된 심리적, 사회적, 영적 문제를 가능한 한 조기에 예방하거나 치료하는 것이다. 위생 관리, 지지 돌봄, 증상 관리라고도 한다.

남한어	영어	북한어
외부방사선요법	external beam radiation therapy	외부방사선치료
외음암	vulva cancer	외음암

눈에 보이는 여성 외부생식기(불두덩, 음핵, 음순, 질어귀)에 생기는 악성종양. 조직학적으로 대부분이 편평세포암이며 그 외 흑색종, 기저세포암, 바르톨린선암 등이 발생할 수 있다.

남한어	영어	북한어
외치핵	external hemorrhoids	외치핵, 외치질

남한어	영어	북한어
요관암	ureteral cancer	뇨관종양(암)

요관에서 발생한 암.

요도암	urethral cancer	뇨도암

요도 조직에 생긴 암. 요도암의 종류에는 이행세포암, 편평상피세포암, 샘암(선암)이 있다.

요로조영	urography	뇨로조영술

조영제를 주입하고 조영제가 배설되는 순서에 따라 신장부터 요관, 방광, 요도에 이르기까지 요로의 상태를 엑스선영상으로 확인하는 방사선검사.

요세포검사	urine cytology	뇨세포검사

소변 내의 세포의 모양을 검사하여 병을 진단하는 방법.

요소날숨검사	urea breath test, UBT	뇨소호기검사
용량, 투여량, 선량, 조사량	dose	선량

한번 쪼이는데 사용되는 방사선의 양(1회 조사량) 또는 한 번에 투여되는 약물의 양(1회 투여량).

용종	polyp	폴리프

비정상적으로 점막이 자라거나 비후되어서 돌출된 형태. 대부분은 양성이나 드물게 암이 되기도 한다. 폴립은 크게 종양형과 종양이 아닌 두 가지로 보통 구분한다.

용종절제	polypectomy	위폴리프절제술

폴립을 제거하는 수술.

용혈	hemolysis	용혈
우간반절제	right hemihepatectomy	우반측간절제술
우결장반절제	right hemicolectomy	우반결장절제

남한어	영어	북한어
우울(증)	depressive mood	울병, 울증
우울삽화	depressive episode	우울성에피소드, 우울삽화
우울장애	depressive disorder	우울(성)장애
우위그물막동맥, 우위대망동맥	right gastroepiploic artery	우위대망동맥
우위동맥	right gastric artery	우위동맥
원격전이	distant metastasis	원격전이

원발암이 발생한 장기와 멀리 떨어진 다른 장기나 림프절에 전이된 암. 원격암(distant cancer)이라고도 한다.

남한어	영어	북한어
원발부위불명암	cancer of unknown primary origin	원발성불명암

암세포가 발견되었으나 원발 부위가 확인되지 않는 경우. carcinoma of unknown primary, 혹은 약자로 CUP라고도 한다.

남한어	영어	북한어
원발연골육종	primary chondrosarcoma	1차성연골육종
원발중추신경계림프종	primary CNS lymphoma	중추신경계통원발성림파종
원시	hyperopia	원시
원천, 출처	source	방사선원(원천, 근원)
위각부	angle, incisura angularis	위각
위결장정맥	gastrocolic vein	위결장정맥
위고정	gastropexy	위복벽고정(술)

남한어	영어	북한어
위공장연결	gastrojejunostomy	위공장문합(술)
위구역절제	segmental gastrectomy	위구역절제술, 위분절절제
위궤양	gastric ulcer	위궤양
위근육절개, 유문근층절개	gastromyotomy	위근층절개
위꼬임, 위염전	gastric volvulus	위장축년전(증)
위나선균, 위염균	Helicobacter pylori	헬리코박테르필로리, 유문라선균

위장 상피조직에 사는 나선모양의 그람 음성균. 위장 점막에 주로 감염되어 위염, 위궤양, 샘창자궤양, 위암, 위림프종 등을 유발하는 원인으로 작용한다. 약자로 H.pylori라 부른다.

남한어	영어	북한어
위날문폐쇄, 위출구폐쇄	gastric outlet obstruction	(위)유문(부)폐쇄
위대정맥증후군, 상대정맥증후군	superior vena cava syndrome	상공정맥증후군

종양이 위대정맥(머리, 목, 팔, 흉부에서 혈액을 받아서 심장으로 운반하는 대정맥이며 다른 말로 상대정맥이라고도 한다.)을 누르는 경우 나타나는 상태. 종양이 위대정맥을 누르면 정맥 내 압력이 상승하고 심장으로 가는 혈류를 방해함으로 기침, 호흡곤란이 발생하며 얼굴, 목, 팔에 부종을 일으킬 수 있다.

남한어	영어	북한어
위들문날문연결, 분문유문연결	gastrogastrostomy	분문유문문합(술)
위림프종	gastric lymphoma	위악성림파종
위마비	gastroparesis	위마비
위몸통	gastric body	위체(부)

남한어	영어	북한어
위바닥	gastric fundus	위저부
위배출검사	gastric emptying study	위배출검사
위병증, 위질환	gastropathy	위질병
위산역류	gastric acid reflux	위식도역류증
위샘종	gastric adenoma	위선종
위샛길	gastric fistula	위루
위석, 위창자돌	bezoar	위석
위성형	gastroplasty	위성형(술)
위세척	gastrolavage	위세척
위식도경계	gastroesophageal junction	위식도경계
위식도역류병	gastroesophageal reflux disease, GERD	위식도역류증
위십이지장연결	gastroduodenostomy	위십이지장문합(술)
위암	gastric cancer	위암

위에서 발생하는 악성종양. 위 샘암이 위암의 대부분을 차지하고 그 외에는 림프종, 간질종양(stormal tumor), 육종, 신경내분비암(neuroendocrine tumor) 등이다. 2017년에 발표된 중앙암등록본부 자료에 의하면 2015년 한국에서 제일 많이 발생한 암이다. 헬리코박터 필로리균, 위암 관련 질병, 식생활, 흡연, 그리고 가족력 등과 관련이 있다. 위암 발생률이 높아지는 40세 이상의 성인은 별다른 증상이 없어도 2년에 한 번씩 검진을 받도록 권장하고 있고, 가족 중에 위암 환자가 있거나 위암의 선행 병터로 간주되는 위축 위염(atorphic gastiritis), 장상피화생(intestinal metaplasia), 이형성(dysplasia)이 있는 사람은 권고안대로 주기적 검사를 받아야 한다.

남한어	영어	북한어
위연축	gastrospasm	위경련
위염	gastritis	위염
위우회로	gastric bypass	위우회로
위장(관)버팀질종양	gastrointestinal stromal tumor, GIST	위간질종양

위벽의 중간층 근육이나 신경세포 등의 기질(다른 세포들을 둘러싸고 있는 조직)세포가 암세포로 변이를 일으켜 발생하는 암. 위샘암 다음으로 흔한 암으로, 진단 당시 대부분의 기질종양은 양성이나 20~31%는 악성이다.

남한어	영어	북한어
위장(관)출혈	gastrointestinal bleeding	위장관출혈
위장관운동질환	gastrointestinal motility disorder	위장관운동질환, 기능적위장관질환
위장관조영	gastrointestinal series	위장관조영술
위장관카르시노이드종양	gastrointestinal carcinoid tumor	위카르찌노이드종양, 류암종

위장관 점막 밑에 크롬친화세포에서 기원하는 비교적 드문 내분비종양.

남한어	영어	북한어
위전정부	gastric antrum	위전정부
위절제	gastrectomy	위절제술

위의 일부 또는 전체를 제거하는 수술. 위암의 경우, 위의 중간부터 아랫부분에 암이 발생한 경우 위 부분절제술(subtotal gastrectomy)을 시행하고, 위 전반에 암이 퍼졌을 때나 위 윗부분에 암이 있을 때 위 전체절제술(total gastrectomy)을 시행한다. 수술 후 초기 부작용은 누출, 복강 내 농양(고름집), 폐렴 등이 있고, 후기 부작용으로는 장 유착으로 인한 장 폐색(막힘), 위절제 증후군(덤핑증후군), 역류식도염, 빈혈 등이 나타날 수 있다.

남한어	영어	북한어
위절제후증후군	postgastrectomy syndrome	위절제(술)증후군
위점막	gastric mucosa	위저(점)막

남한어	영어	북한어
위점막비대	gastric mucosal hypertrophy	위점막비후

염증이나 궤양 등의 자극으로 위점막이 과도 증식(overgrowth)한 상태. 구토, 설사나 체중감소 같은 증상을 동반할 수 있다. 위암 발생 가능성이 크다. 메네트리에병(Ménétrier's disease), 거대비후위염(giant hypertrophic gastritis)으로도 불린다.

남한어	영어	북한어
위정맥류	gastric varix	위정맥류
위정체	gastric stasis	위정체
위창냄관영양	gastrostomy tube feeding	위루관급식
위창냄술	gastrostomy	위루조설(술), 위조루술

입과 위장 사이를 연결하는 통로가 병적인 이유로 좁아져 있어 음식물이 위장에 도달하지 못할 경우, 위 속에 음식물을 직접 넣기 위해 복벽(배 벽)을 통해 위장과 연결되는 통로를 만드는 수술 또는 그렇게 만들어진 통로. 식도암, 식도 폐쇄, 식도 협착 등에 사용된다.

남한어	영어	북한어
위처짐, 위하수	gastroptosis	위하수(술)
위축위염	atrophic gastritis	위축성위염
위턱굴암종, 상악동암종	carcinoma of the maxillary sinus	상악동암
위턱얼굴보형물, 상악안면보형물	maxillofacial prosthesis	상악안면보철
유두	nipple	유두
유두갑상샘암	papillary thyroid cancer	유두갑상선암

갑상선 소포(여포)에서 생기며 손가락과 같은 모양으로 작은 돌기가 자라는 것이 특징인 갑상선암. 환자 성별 비율을 보면 여성에게 많고 40대에 호발하며, 갑상선암 중 가장 흔하며 예후가 가장 좋다.

남한어	영어	북한어
유두모양샘암종	papillary adenocarcinoma	유두선암종

남한어	영어	북한어

유리공기 | free air | 유리공기

유방(방사선)촬영 | mammography | 유방촬영술

엑스선을 이용하여 유방 내부를 촬영하는 방법. 일반적으로 두 방향에서 촬영하여 이차원영상을 만들어 유방암이나 비정상적인 혹, 낭종, 석회화 등 유방의 변화를 확인하는 데 사용한다.

유방검진 | clinical breast exam | 림상유방검사

암을 의심하는 덩어리가 유방에서 만져지는가를 알아보기 위해 의사가 환자의 병터를 직접 만져 보는 유방 촉진 검사.

유방보존술 | breast conserving surgery | 유방보존술

유방암 수술 방법 중 유방을 부분적으로 제거하는 수술. 암의 크기가 유방 전체의 크기에 비하여 작고 비교적 한 부분에 모여 있는 경우에 가능하다. breast-sparing surgery라고도 한다.

유방상피내암 | carcinoma in situ of breast | 유선상피내암, 유선제자리암

유방암 | breast cancer | 유선암

유방 조직에서 발생하는 암. 유방암의 가장 흔한 유형은 유방의 소엽에서 젖꼭지로 젖을 운반하는 얇은 튜브 모양의 관인 젖관(유관)의 내막을 구성하는 세포에서 시작하는 젖관암(유관암)과 유방의 소엽(젖샘)에서 시작하는 소엽암이다. 침윤(침범) 유방암은 젖관(유관) 또는 소엽에서 시작되어 주변 정상 조직으로 퍼져나간 경우를 말한다. 유방암은 주로 여성에서 많이 발생하지만 드물게 남성에서도 발생할 수 있다. 수술, 약물요법(항암 화학요법, 항호르몬요법), 방사선 등이 유방암치료에 사용될 수 있다. 환자의 연령과 폐경 여부, 종양의 크기, 겨드랑 림프절로의 전이 정도, 건강 상태에 따라 적절한 치료법의 선택이 필요하다. 유방암의 예방과 조기 검진을 위해 국가 암검진 프로그램에서는 매달 유방 자가검진을 하고 만 40세 이상 여성은 1~2년 간격으로 유방촬영술 및 의사의 임상 진찰을 받도록 권장하고 있다.

유방영상보고자료체계, 유방영상판독및데이터시스템 | breast imaging reporting and data system, BI-RADS | 유방영상핀독및데이터시스템

유방암 선별과 진단에 사용되는 유방촬영, 유방초음파 및 자기공명영상(magnetic resonace imaging, MRI) 결과를 표준화된 방식으로 판정하고 보고하는 방법. BI-RADS라고도 한다.

남한어	영어	북한어

유방유리피판 breast free flap 유방유리피판

유방절제 후 유방의 모양을 재건하는 방법. 등이나 배를 비롯한 다른 부위에서 혈관, 피부, 지방과 때로는 근육이 포함된 피판을 떼어 사용한다. 암을 제거한 부위에 피판을 가지고 새로운 유방을 만들고, 팔 혹은 가슴의 혈관과 연결한다. 일종의 유방 재건술이다.

유방자가검진 breast self examination 유방자체검사

의료진이 아닌 본인이 직접 검진하여 유방의 혹을 확인하는 방법. 규칙적인 유방 자가검진은 유방암의 조기 발견 가능성을 높인다. 특히 한국 여성은 유방이 작고 섬유 조직이 많아 스스로 만지고 진찰해 보는 자가검진이 경제적이며 효과적이다.

유방초음파 breast sonography 유방초음파

유암종종양, 카시노이드종양 carcinoid tumor 카르찌(치)노이드종양, 류암종

크롬친화성 세포에서 기원하여 서서히 성장하는 신경내분비 분화를 보이는 종양의 일종. 최근에는 주로 신경내분비종양(neuroendocrine tumor, NET)으로 불린다. 위장관 계통, 특히 충수돌기, 직장, 소장에 호발하지만 크롬친화성 세포(enterochromaffin cells, Kulchitsky cells)가 존재하는 모든 장기에서 발생할 수 있으며, 췌장에서 발생하는 경우도 흔하다. 카르시노이드 환자의 약 10%에서 카르시노이드 증후군(carcinoid syndrome)을 동반하고, 카르시노이드 증후군 환자의 약 90%가 소장에서 원발하는 카르시노이드 환자로 알려져 있다. 국내에서는 소장에서 원발하는 카르시노이드가 적기 때문에 카르시노이드 증후군의 발생이 드문 편이지만, 점차 증가하는 추세에 있다.

유육종증, 사코이드증 sarcoidosis 류육종증

유잉육종 Ewing sarcoma 유잉육종

유전상담 genetic counseling 유전상담

특수 교육을 받은 건강 전문가와 질병의 유전적 위험에 관심 있는 사람 간의 상담. 가족과 개인의 병력이 논의될 수 있으며, 상담은 유전검사로 이어질 수 있다.

유전위암 hereditary gastric cancer 유전성위암

남한어	영어	북한어
유전자	gene	유전자
유전체염기서열결정	genomic sequencing	게놈염기서열, 유전자염기서열

특정 유기체 또는 세포 유형의 전체 유전적 구성을 결정하는 데 사용되는 실험실 방법. 이 방법은 유전체 영역의 변화를 찾는 데 사용하며 암과 같은 특정 질병이 어떻게 형성되는지 이해하는 데 도움이 될 수 있다. 유전체 염기서열 결정의 결과는 또한 질병을 진단하고 치료하는 데 사용할 수 있다.

남한어	영어	북한어
유지화학요법	maintenance chemotherapy	유지화학료법
유착띠	adhesion band	유착띠
육안적종양체적	gross tumor volume	육안적종양체적, 육안적종양용적
융모	villus	융모
융합단백질	fusion protein	융해단백질

두 개의 다른 유전자의 일부분이 융합되어 생성되는 유전자에 의해 만들어지는 단백질. 염색체 간 DNA 전달 과정에서 자연스럽게 발생하기도 한다. *BCR-ABL* 유전자는 만성 골수 백혈병에서 발견되는 융합 유전자이며 BCR-ABL 융합 단백질을 만든다. 실험실적으로 같은 개체의 유전자 혹은 다른 개체들의 유전자를 조합하여 융합 유전자나 단백질을 만들어 내기도 한다.

남한어	영어	북한어
융합유전자	fusion gene	융합유전자

두 개의 다른 유전자의 일부분이 융합되어 생성되는 유전자. 염색체 간 DNA 전달 과정에서 자연스럽게 발생하기도 한다. *BCR-ABL* 유전자는 만성 골수 백혈병에서 발견되는 융합 유전자이다. 실험실에서 같은 개체의 유전자 혹은 다른 개체들의 유전자를 조합하여 만들어 내기도 한다.

남한어	영어	북한어
음경암	penis cancer	음경암
음향창	sonic window	소리, 울림, 음향창

남한어	영어	북한어
응고장애	coagulation disorder	응고장애
의욕상실	loss of interest	의욕상실
이미프라민	imipramine	이미프라민

삼환계 항우울제의 일종. 수면, 식욕 촉진을 유도하고 통증을 감소시키는 작용을 해서 암 환자의 우울증을 치료하는 데 유용한 약제이다.

남한어	영어	북한어
이식	transplantation	이식
이식편대숙주병	graft versus host disease	이식편대숙주병

유전적으로 서로 다른 사람에게서 조직을 이식받은 후 발생하는 병적 상태. 줄기세포 이식수술 후에 가장 많이 발생하나 다른 조직을 이식할 때도 나타날 수 있다. 이식된 세포에 남아 있던 백혈구가 이식받은 환자의 정상 조직을 공격했을 때 나타나는 병이다. 이식한 지 얼마 되지 않아 나타나는 급성형 이식편 대 숙주병에서는 주로 피부, 간, 위장관의 증상이 많이 나타나며 (황달, 피부발진, 설사 등) 약 100일 후에 나타나는 만성형 이식편 대 숙주병에는 주로 피부와 점막에 편평태선과 유사한 병이 많이 나타난다. GVHD라고도 한다.

남한어	영어	북한어
이차골육종	secondary osteosarcoma	2차성골육종
이차연골육종	secondary chondrosarcoma	2차성연골육종
이차원방사선요법	two-dimensional radiation therapy	2차원방사선치료
이펙사	Efexor	이펙사
익셀	Ixel	익셀
인공물, 허상	artefact, artifact	인공물
인도시아닌그린림프관조영	Indocyanine green lymphangiography	인도시아닌록림파관조영

남한어	영어	북한어
인두암	pharyngeal cancer	인두암

인두(코 뒤에서 시작하여 기관과 식도의 상단에서 끝나는 목 안의 비어 있는 관)에서 발생하는 암. 인두암은 비인두(코 뒤에 있는 목구멍의 상부), 구강인두(인두 중간 부분), 하인두(인두 바닥 부분)에 발생한 암을 모두 포함한다. 후두암도 인두암의 한 유형으로 포함될 수 있다. 대부분의 인두암은 편평세포암이다.

남한어	영어	북한어
인슐린종	insulinoma	취장섬세포선종, 인술리노마

췌장(이자)의 랑게르한스섬(Langerhans islands, 세포가 모여 섬처럼 보이는 내분비 조직)의 베타세포(β-cell)종양. 90%는 양성종양이나, 종양세포는 생체의 제어를 받지 않고 자율적으로 과잉의 인슐린을 분비하므로 저혈당을 일으킨다. beta cell neoplasm, beta cell tumor of the pancreas, pancreatic insulin-producing tumor라고도 한다.

남한어	영어	북한어
인지장애	cognitive dysfunction	인지장애
인지행동요법	cognitive behavioral therapy, CBT	인지행동치료
인플루엔자, 독감	influenza	인플루엔자, 돌림감기, 류행성감기
일열, 일자, 탠덤	tandem	2중
일차봉합	primary closure	일차봉합
임상시험	clinical trial	림상시험

신약, 의료기기, 새로운 시술 또는 수술법 등의 안전성과 효과를 증명할 목적으로 사람을 대상으로 실시하는 시험 또는 연구. 임상시험은 보통 4단계로 구분하는데, 일상(phase1) 시험은 새로운 치료의 가장 적합한 방법 및 용량을 확인하는 과정이며, 이상(phase2) 시험은 유효성과 안전성을 증명하기 위한 단계이고, 삼상(phase3) 시험은 새로운 치료의 유효성을 어느 정도 확립한 후 기존 치료와 비교하는 과정이며, 마지막 사상(phase4) 시험은 시판 후 삼상 시험에서는 확인되지 않았던 안전성 및 장기적 부작용 등을 검토하고 추가 연구를 시행하는 과정이다.

남한어	영어	북한어
입벌림장애	trismus	개구장애, 아관긴급, 교근경련
입술암, 구순암	lip cancer	입술암

입술에 발생하는 악성종양. 90% 이상이 아랫입술에서 발생하고 편평세포암(squamous cell carcinoma)이 대다수이다. 흡연이 주된 발생 원인의 하나이다.

남한어	영어	북한어
입안마름증, 구강건조증	xerostomia	구강건조증
입안바닥암종	carcinoma of the floor of the mouth	구강저암
입안암, 구강암	oral cavity cancer	입암

입안(구강), 입술, 잇몸, 볼, 혀, 편도 등의 조직에서 발생하는 종양. 남성에서 더 많이 발생하며 흡연 및 만성 음주와 관련성이 크다. Oral cavity cancer라고도 한다.

남한어	영어	북한어
입안점막염, 구강점막염	oral mucositis	구내염, 입안점막염
입안혀, 구강혀	oral tongue or mobile tongue	구강혀
입자선치료	particle beam therapy	립자선치료

외부 방사선치료에서 양성자, 중성자, 이온 등의 질량을 가진 입자를 이용하는 방사선치료법. 기존의 엑스선을 이용한 치료에 비해 고에너지를 가져 암 치료의 효과가 높으면서, 특정 깊이에서 최대의 세기로 변하고 사라지는 브래그피크의 특성이 있어 정상 조직에 발생하는 부작용이 적다.

남한어	영어	북한어
입천장암	carcinoma of the palate	구개암
입천장폐쇄장치	palatal obturator	구개

남한어	영어	북한어
입체조형방사선요법	conformal radiation therapy	립체배좌방사선치료
잇몸암종	carcinoma of the gingiva (gingival cancer)	이몸암, 치은암

남한어	영어	북한어
자가면역질환	autoimmune disease	자가면역질환, 자기면역질환

자기 자신의 신체의 일부에 대해 과도한 면역반응을 일으켜 발생하는 병. 자가면역질환으로 알려진 병은 현재까지 약 80가지 이상이 있으며, 피부근염(dermatomyosistis)이나 경피증(scleroderma) 같은 일부 자가면역질환에서 암 발생의 빈도가 정상인보다 다소 높다고 알려졌다. 아울러 자가면역질환을 치료하기 위해 사용하는 여러 면역 억제제들은 암 발생을 증가시키거나 악화시킬 위험이 있다.

남한어	영어	북한어
자가조혈모세포이식	autologous hematopoietic stem cell transplantation	자기조혈모세포이식, 소철줄기세포이식
자궁경검사	hysteroscopy	자궁경검사

광학 기구가 달린 가는 튜브를 질과 자궁 경부관 내로 통과시켜 자궁 내부를 관찰하고 간단한 검사나 치료를 하는 시술. 자궁내막 조직검사, 자궁 근종절제술, 자궁 내 장치 제거 등에 사용된다.

남한어	영어	북한어
자궁경부암	cervical cancer	자궁경부암

자궁 목부위(경부)에 발생하는 암. 사람 유두종 바이러스(human papillomaviurs, HPV) 감염이 주원인이다. 천천히 자라고 대게 특별한 증상이 없으나 정기적인 자궁경부세포검사(Pap smear)를 통해서 조기 발견될 수 있어 국가 암검진 프로그램에서는 만 20세 이상 여성에게 2년 간격으로 자궁경부세포검사를 실시하고 있다. 자궁경부암의 치료는 환자의 연령, 건강 상태, 암의 파급 정도, 동반된 합병증의 유무에 따라 수술, 항암 화학요법, 방사선치료 등을 선택하게 된다. 자궁경부암의 1기 또는 2기 초기일 경우 광범위 자궁절제술(radical hysterectomy)을 시행하고, 2기 이후부터는 수술보다는 항암 화학요법과 방사선치료를 동시에 시행한다.

남한어	영어	북한어
자궁경부장착기	uterine cervical applicator	자궁경부고정기
자궁관악성종양, 난관악성종양	malignant tumor of fallopian tube	란관악성종양

남한어	영어	북한어
자궁내막암	endometrial cancer	**자궁내막암**

자궁의 안쪽 내벽을 덮고 있는 내막에서 생긴 암. 대부분의 자궁내막암은 점액을 분비하는 세포에서 발생하는 샘암(선암)이다.

남한어	영어	북한어
자궁암	uterine cancer	**자궁암**

자궁에 발생하는 악성종양. 발생 부위에 따라 자궁경부암(uterine cervix cancer)과 자궁몸통암(자궁체부암, uterine corpus cancer)으로 나뉜다.

남한어	영어	북한어
자궁육종	uterine sarcoma	**자궁육종**

자궁몸통암(체부암)의 일종으로 자궁 근육이나 결합조직에서 발생하는 드문 유형의 암종. 주로 폐경 후에 발생하며, 자궁 근육의 평활근세포에서 발생하는 평활근육종과 자궁 결합조직에서 발생하는 자궁내막 기질육종의 두 가지 유형이 있다.

남한어	영어	북한어
자궁자궁관조영, 자궁난관조영	hysterosalphingography, HSG	**자궁란관조영(촬영)술**
자기공명림프관조영	magnetic resonance lymphangiography	**자기공명림파관조영**
자기공명영상	magnetic resonance imaging, MRI	**자기공명영상**

강력한 자기장과 고주파의 전자파를 이용하여 인체 내 물 분자의 수소 원자핵의 스핀 방향을 조절하고 이때 방출되는 전자파를 측정하여 신체 내부의 영상을 얻는 기술. 엠알아이(MRI)라고도 하며 컴퓨터 단층촬영(CT)이나 엑스(X)선과 같은 다른 영상 기법보다 연조직의 선명한 이미지를 얻어 정상적인 조직과 병적인 조직의 차이를 구별해 내며 특히 뇌, 척추, 관절, 뼈의 내부 등을 촬영하는 데 유용하다. 엔엠알아이(nuclear magnetic resonance image, NMRI), 핵자기공명이라고도 한다.

남한어	영어	북한어
자기공명혈관조형	magnetic resonance angiography, MRA	**자기공명혈관촬영**

자기공명영상 기술을 이용하여 혈관과 혈액 흐름을 보여주는 영상을 만들어 내는 기술. 혈관이 잘 보이도록 조영제를 사용할 수도 있다. 동맥류, 동맥의 협착 및 폐쇄, 혈전 등의 문제를 파악하는 데 사용한다.

남한어	영어	북한어
자리옮김, 전위	translocation	전좌, 전위, 전치

염색체의 일부가 분리되어 다른 염색체에 부착되는 현상. 두 개의 다른 염색체에서 나온 조각들이 서로 자리를 교환하기도 한다. 염색체의 전위는 백혈병, 유방암, 조현병, 근육 위축증, 다운 증후군과 같은 의학적 문제를 일으킬 수 있다.

남한어	영어	북한어
자반(병), 자색(반)	purpura	자반
자살	suicide	자살
자살관념	suicidal idea	자살사고
자살시도	suicidal attempt	자살시도
작은굽이, 소만곡	lesser curvature	위소만
잔여위암	remnant gastric cancer	잔여위암
잠복결핵	latent tuberculosis	잠복결핵
잠재전이	occult metastasis	잠재전이
장간막	mesentery	장간막
장기움직임	organ motion	장기움직임
장꼬임, 장염전	volvulus	장축념전증, 장관산통
장막, 융모막	serosa	장막(층)
장막밑층, 장막하조직	subserosa	장막하조직

남한어	영어	북한어
장상피화생, 장점막화생	intestinal metaplasia	장점막화생
장중첩증, 중첩	intussusception	중첩(증), 장중첩증
재(방사선)조사	reirradiation	재쪼임
재래식분할, 통상분할	conventional fractionation	일반적인(통상)분할
재발	recurrence, relapse	재발

질병이 한 번 치유된 후에 동일한 병원체에 의해 또다시 질병을 일으킨 경우 또는 종양치료 후에 동일 형의 종양이 다시 같은 부위에 생기거나 다른 기관에 발생하는 경우를 뜻한다.

남한어	영어	북한어
재발암	recurrent tumor	재발암

종양치료 후에 동일 형의 종양이 다시 같은 부위에 발현되거나 다른 기관에 발생하는 경우.

남한어	영어	북한어
재생불량빈혈, 골수무형성빈혈	aplastic anemia	재생불량성빈혈, 무형성성빈혈

골수에서 혈액세포를 충분히 만들어 내지 못하는 질환. 적혈구가 부족하게 생성되면 빈혈 증상이 나타날 수 있으며, 백혈구가 부족하면 감염에 취약해질 수 있고, 혈소판이 부족하면 출혈과 멍이 생길 가능성이 크다. 재생 불량 빈혈은 약제 부작용으로 발생하기도 하며 특별한 원인 없이 발생하기도 한다. 가장 효과적인 치료법은 동종 조혈모세포 이식이다.

남한어	영어	북한어
저등급 섬유점액모양육종	low grade fibromyoxid sarcoma	저등급섬유점액육종
저등급중심골육종	low grade central osteosarcoma	저등급중심골육종
저산소증	hypoxia	저산소(증)
저선량가슴컴퓨터단층촬영, 저선량흉부컴퓨터단층촬영	low dose chest computed tomography	저선량흉부콤퓨터단층촬영

남한어	영어	북한어
저온침전물	cryoprecipitate	동결침전제
저위전방절제	low anterior resection	저위전방절제술

직장암 수술 방법으로 항문 부위 조임근(괄약근)을 남기고 그 위 직장을 제거한 후 대장과 연결하는 수술 방법. 인공 항문을 한 사람과 달리 정상 배변 활동을 할 수 있다.

남한어	영어	북한어
적응장애	adjustment disorder	적응장애
적혈구	red blood cell, RBC	적혈구
적혈구침강속도, 혈침속도	erythrocyte sedimentation rate, ESR	적혈구침강속도

시험관 튜브에 혈액을 떨어뜨릴 때 튜브의 바닥에 이르기까지 혈액 시료의 적혈구가 한 시간 동안 가는 거리. 적혈구 침강 속도는 염증, 감염, 암, 류마티스질환 그리고 혈액과 골수의 질병이 있을 때 증가한다. ESR 또는 침강 속도라고도 한다.

남한어	영어	북한어
전뇌전뇌조사, 뇌전체조사	whole brain irradiation	전뇌쪼임
전립샘	prostate	전위선

남성 생식기계의 분비샘. 전립선은 방광 바로 밑, 직장 앞쪽에 있는 밤톨만 한 크기의 남성 생식기관으로, 정액의 일부를 만들어 내고 저장하는 역할을 한다. 위로는 방광경부(방광목), 즉 방광에서 요도로 이행하는 부위와 인접해 앞쪽의 치골전립선인대에 고정되어 있고, 아래로는 비뇨생식간막에 의해 고정되어 있으며 요도를 둘러싸고 있다.

남한어	영어	북한어
전립샘암, 전립선암	prostate cancer	전위선암

방광 아래, 직장 앞에 있는 남성 생식기관인 전립선 조직에서 형성된 암. 주로 노인에게서 발생한다. 전립선에서 발생하는 암의 대부분은 전립선세포에서 발생하는 샘암(선암)이다. 종양 조직의 분화 정도와 세포의 특성 등에 따라 유형을 구분하는데, 널리 쓰이는 분류 방식은 도널드 글리슨이라는 병리학자가 제시한 것으로, 분화도가 가장 좋은 1등급부터 최하인 5등급까지로 나뉜다. 분화가 잘 되어 있을수록 예후도 좋다. 전립선암의 위험 요인은 고령(50세 이상에서 급격히 증가한다), 인종(동양인의 발생률이 가장 낮다), 유전적 소인, 가족력, 남성호르몬, 당뇨병, 비만, 서구화한 식생활(동물성 지방 섭취의 증가), 감염 등이다. 초기에는 증상이 없으나 어느

정도 진행되면 각종 배뇨 문제가 발생하며 소변이 잘 나오지 않고 줄기도 가늘어지며, 다 보고 나서도 뭔가 남아 있는 듯한 느낌이 들거나 소변을 자주 보고 참기 어렵기도 하며, 어떤 경우에는 소변이 전혀 나오지 않는다. 암이 더 진행되면 요관이 막혀서 신장이 붓는 수신증(물콩팥증), 신부전(콩팥기능부족) 증상, 암이 전이된 뼈의 통증(요통이나 좌골신경통 포함) 등이 나타날 수 있다. 전립선암의 치료법으로는 적극적 관찰요법(두고 보는 방법), 근치수술, 방사선치료, 호르몬치료, 항암 화학요법 등이 있는데, 경우에 따라 이 중 두 가지 이상을 병용하기도 한다.

남한어	영어	북한어
전립샘특이항원	prostate specific antigen, PSA	전위선특이항원

전립선세포에서 분비하는 단백질. 혈중 전립선 특이항원이 전립선암에서 증가하는 소견을 이용하여 전립선암의 선별검사에 사용할 수 있다. PSA라고도 한다.

남한어	영어	북한어
전방절제	anterior resection	전방절제술
전사각근	anterior scalene muscle	전사각근
전신조사, 온몸조사, 전신방사선조사	total body irradiation, whole body irradiation, TBI	전신방사선조사(쪼임)

주로 혈액암에서 골수 이식의 전 단계에 체내에 잔존하는 종양세포를 박멸하고, 이식될 조혈모세포의 거부반응을 없애고자 몸 전체에 방사선을 쪼이는 치료법.

남한어	영어	북한어
전암병터	precancerous lesion	전암성병변

암으로 진행할 위험이 큰 비정상적인 세포가 포함된 상태 또는 병. 임상적으로 전암 상태는 암에 걸릴 확률이 높은 다양한 상태 또는 병터를 포함한다. 가장 흔한 전암질환에는 대장암으로 진행할 수 있는 대장 샘종(선종), 자궁경부암으로 진행할 수 있는 자궁경부 형성장애(자궁경부이형성증) 등이 있다.

남한어	영어	북한어
전완유리피판	radial forearm free flap	전완유리피판
전유방조사, 유방전체조사	whole breast irradiation	전유방쪼임

남한어	영어	북한어
전이	metastasis	전이

신체의 다른 부분에 원래의 암과 동일한 암이 형성되는 현상. 원래의 종양에서 암세포가 떨어져 나와 림프관이나 혈액을 통해 다른 장기나 조직으로 이동하여 새로운 종양을 형성하는 현상을 말한다. 전이암은 조직학적으로 원발암과 같은 종류이다. 예를 들어, 유방암이 폐에 전이되면 폐에서 발견된 암세포는 폐암세포가 아닌 유방암세포이다.

전이골암	metastatic bone cancer	골전이암
전이뇌종양	metastatic brain tumor	전이성뇌종양

다른 부위에 발생한 암이 뇌 조직으로 퍼져서 발생한 뇌종양.

전이유방암	metastatic breast cancer	전이성유선암
전자선	electron beam	전자광선
전체갑상샘절제	total thyroidectomy	전체갑상선절제술

갑상선 전체를 제거하는 수술.

전체위절제	total gastrectomy	완전위절제술

위 전체를 제거하는 수술.

전체위턱절제, 전체상악절제	total maxillectomy	상악골전절제
전체유방절제	total mastectomy	유방전절제술
전체직장간막절제	total mesorectal excision	전직장간막절제술
전체피부조사	total skin irradiation	전신피부쪼임
절개생검	incisional biopsy	절개생검

덩어리 또는 의심되는 병터 일부분의 조직을 진단 목적으로 제거하여 현미경으로 관찰하는 검사법.

남한어	영어	북한어
절대호중구수	absolute neutrophil count	절대호중구수

백혈구의 한 종류인 중성구(호중구)의 수치. 중성구는 감염이 있을 때 균과 싸우는 일을 한다. 절대 호중구 수는 감염, 염증, 백혈병 등에서 변화할 수 있으며 절대 호중구 수가 낮으면 감염 위험성이 커지고, 500 미만일 경우 위험성이 더 커진다. 항암제와 같은 암 치료로 인해 절대 호중구 수가 감소하기도 한다. 약자로 ANC라고도 한다.

남한어	영어	북한어
절제생검	excisional biopsy	절제생검
점막	mucosa	점막
점막관련림프조직	mucosa-associated lymphoid tissue, MALT	점막관련성림파조직
점막근(육)층	muscularis mucosae	점막근육층
점막밑층, 점막하조직	submucosa	점막하층
점액샘암종	mucinous adenocarcinoma	점액선암
점액섬유육종	myxofibrosarcoma	점액섬유육종

팔과 다리의 피부 아래에서 발생하는 연조직육종의 드문 유형. 근처의 조직이나 신체의 다른 부위로 전이될 수 있으며 치료 후 재발할 수 있다. 성인에서 호발한다. 과거에는 점액성 악성 섬유조직구종(myxoid malignant fibrous histiocytoma)이라는 진단명을 사용했다.

남한어	영어	북한어
점액염증섬유모세포육종	myxoinflammatory fibroblastic sarcoma	점액염증성섬유모세포육종
점액용해제	mucolytics	거담제
점액유사지방육종	myxoid liposarcoma	점액유사지방육종

지방세포에서 시작된 드문 유형의 연조직육종. 넓적다리에 주로 발생하지만 복부 및 가슴, 궁둥이에 발생할 수 있다. 성인에서 주로 발생한다. 일부에서 염색체 자리옮김(전위)이 관찰된다.

남한어	영어	북한어
접선조사영역	tangential field	접선쪼임령역

남한어	영어	북한어
정맥류	varix	정맥류
정맥신우조영상	intravenous pyelography, IVP	정맥성신우조영

조영제를 정맥에 주입한 후에 조영제가 신장에서 걸러지고 방광으로 모이고 배설되는 과정을 엑스선으로 순차적으로 촬영하여 신장, 요로, 방광의 종양 또는 결석 등의 유무를 확인하는 방법. 배설 요로조영술이라고도 한다. 약자로 아이비피(IVP)라고 한다.

남한어	영어	북한어
정맥절개, 사혈	phlebotomy	정맥절개

정맥에서 혈액을 채취하는 과정. 대개 혈액검사를 위해 시행되며 적혈구증가증과 같이 적혈구가 너무 많이 증가했을 때도 혈액을 일부 제거하여 혈액량을 줄이기 위해 시행된다.

남한어	영어	북한어
정신병적증상	psychotic symptom	정신병적증상
정신요법	psychotherapy	정신료법
정신종양학	psycho-oncology	정신종양학

환자 및 환자 보호자에게 암이 끼치는 신체적, 심리적, 사회적, 행동적인 영향을 연구하는 학문.

남한어	영어	북한어
정위방사선수술	stereotactic radiosurgery	정위방사선수술
정위외부방사선조사	stereotactic external-beam irradiation	정위외부방사선쪼임
젖꽃판, 유륜	areola	유륜
제방향신우조영	antegrade pyelography, AGP	순행성신우조영(촬영)법
제산제	antacid	제산약, 제산제
제자리샘암종, 상피내샘암종	adenocarcinoma in situ	상피내선암, 제자리선암

남한어	영어	북한어
제자리신생물	in situ neoplasm	제자리종양
제자리암종	carcinoma in situ	상피내암
조기위암	early gastric cancer	조기위암
조사문영상	portal image	조사문영상
조영증강전영상	precontrast enhanced image	조영증강전영상
조영증강후영상	postcontrast enhanced image	조영증강후영상
조직내근접요법	interstitial brachytherapy	간질단거리료법, 근접쪼임료법
조혈모세포이식, 조혈줄기세포이식	hematopoietic stem cell transplantation	조혈모세포이식, 조혈줄기세포이식
졸로푸트	Zoloft	졸로푸트
졸피뎀	zolpidem	졸피뎀
종말증, 극도쇠약	cachexia	악액질

암, 에이즈 또는 기타 만성질환이 있는 환자에서 발생할 수 있는 체중과 근육량이 심각한 수준으로 감소하여 쇠약해진 상태.

남한어	영어	북한어
종아리뼈유리피판, 비골유리피판	fibular free flap	비골유리피판
종양	tumor	종양, 종물

비정상적이고 조절되지 않는 세포의 증식으로 형성된 병적 덩이. 악성과 양성으로 나뉘며 신생물(neoplasm)이라고도 한다.

종양괴사인자	tumor necrosis factor, TNF	종양괴사인자

항원이나 감염에 반응하여 백혈구에 의해 만들어진 단백질. 사람의 면역반응을 증가시키거나 종양세포의 괴사를 일으킬 수도 있다. 몇몇 암의 치료에서 연구되고 있으며 TNF라고도 한다.

종양림프절전이분류	tumor lymph node metastasis classification, TNM classification	종양림파절전이(분류)

종양의 심한 정도를 단계적으로 파악하기 위해, 인위적으로 설정한 가장 흔히 사용하고 있는 판정 체계. T는 Tumor (종양)를 뜻하며 원발 병터의 크기, 주위 조직으로의 침윤(침범) 정도 등에 따라 T1, T2, T3, T4 (숫자가 높을수록 주위로 침윤이 많다) 등으로 나눈다. N은 Node (림프절)를 뜻하며 침범된 림프절의 갯수, 크기, 위치 등에 따라 N1, N2, N3 등으로 나눈다. M은 Metastasis (전이)를 뜻하며 원격 전이의 유무에 따라 M0, M1 등으로 나눈다. 이상의 방법으로 T, N, M이 결정되면 이들을 조합하여 최종적인 병기가 결정된다. 이렇게 결정된 병기는 치료 방침 결정과 예후 판단에 유용하게 사용할 수 있다.

종양색전술	tuomr embolization	종양색전술

종양에 영양을 공급하는 동맥에 색전 물질(혈관을 막는 물질)을 주입한 후 혈액 공급을 차단하여 종양을 치료하는 시술.

종양성장인자	tumor growth factors	종양성장인자

세포 배양 과정에서 과도성장을 유도하는 폴리펩티드 성장인자. TGF alpha와 TGF beta 두 종류가 있으며 특정 세포 배양 과정에서 종양 발생 형질 전환을 유도하여 배양된 세포가 과도 성장하도록 유도한다. 전환성장인자(transforming growth factor), TGF라고도 한다.

종양억제유전자	tumor suppressor gene	종양억제유전자

정상세포가 암세포로 변화되는 과정을 억제하는 유전자. 종양 억제유전자에 돌연변이가 생기면 암을 초래할 수 있다. antioncogene이라고도 한다.

종양억제인자	tumor inhibitory factors	종양억제인자

동일한 암세포의 성장을 억제하는 암세포에 의해 분비되는 물질.

종양추적방사선요법	tumor-tracking radiation therapy	종양추적방사선치료

남한어	영어	북한어
종양특이항원	tumor-specific antigen, TSA	종양특이항원

암세포에 고유하게 존재하거나 훨씬 더 많이 존재하는 단백질 또는 분자. 세포의 원형질막에 많이 존재한다. 면역요법 또는 항암치료에 매우 유용한 대상이 될 수 있다.

남한어	영어	북한어
종양표지자	tumor marker	종양표식자

종양표지자는 암 환자 조직, 혈액, 체액에서 나타나는 물질로서 질병 진단 및 예후 예측에 쓰인다. 대부분의 종양표지자는 정상세포와 암세포 모두에 의해 만들어질 수 있으나, 주로 암세포에 의해 더 많은 양이 만들어져 암 진단, 치료, 예후 예측에 사용한다. 대표적인 종양표지자로 CA-125 (난소암), CA 15-3 (유방암), CEA (대장암), PSA (전립선암) 등이 있다.

남한어	영어	북한어
좌간절제술	left hemihepatectomy	좌반측간절제술
좌반결장절제술	left hemicolectomy	좌반결장절제술
좌빗장위림프절, 좌쇄골위림프절	left supraclavicular lymph node, Virchow node	비르효우결절
좌위대망동맥	left gastroepiploic artery	좌위대망동맥
좌위동맥, 왼위동맥	left gastric artery	좌위동맥
좌위정맥	left gastric vein	좌위정맥
주변연골육종	peripheral chondrosarcoma	말초성연골육종
주의, 주의력, 집중력	attention	주의, 관심
죽은조직제거, 데브리망	debridement	좌멸괴사조직제거(술)창면절제, 데브리드망
줄기미주신경절단	truncal vagotomy	체간미주신경차단술

남한어	영어	북한어
중간엽연골육종	mesenchymal chondrosarcoma	간엽연골육종
중성자치료	neutron beam radiation therapy	중성자치료
중심부바늘생검	core needle biopsy	중심바늘생검

현미경 하에서 조직검사를 하기 위해 바늘을 이용하여 조직 일부를 채취하는 행위. 중심부 생검(core biopsy)이라고도 한다.

남한어	영어	북한어
중심연골육종	central chondrosarcoma	중심성연골육종
중심정맥도관, 중심정맥관	central venous catheter	중심정맥도관
중이온조사	heavy ion irradiation	중이온조사
증식위벽염, 섬유증식위벽염	linitis plastica	전벽성위염, 형성성위염, 증식성위염

위 점막에서 시작되어 위벽의 근육층으로 퍼지는 드문 위암. 위벽에 치밀한 결합조직이 형성되어 두껍고 단단해지며, 고무 같은 양상으로 변해 음식을 소화하기 어려워진다. 위경성암(gastric scirrhous carcinoma)이라고도 한다.

남한어	영어	북한어
지방억제기법	fat suppression	지방억제
지방육종	liposarcoma	지방육종

지방세포에서 발생하는 매우 드문 암.

남한어	영어	북한어
지속질환, 잔류질환	persistent disease	잔류질환
지연위배출	delayed gastric emptying	위배출지연

남한어	영어	북한어
지와스	genome-wide association study, GWAS	게놈(유전자)관련연구

질병 없는 사람들과 질병을 가진 사람의 전체 유전체를 대조하여 DNA 표지자를 비교하는 연구. 이 연구는 암뿐만 아니라 여러 질병의 예방, 진단 및 치료를 돕기 위한 단서를 제공할 수 있디. GWAS라고도 한다.

남한어	영어	북한어
지지요법	supportive care	지지료법
직립영상	erect view	직립영상
직장, 곧창자	rectum	직장
직장경유초음파검사	transrectal ultrasonography	경직장초음파

초음파 진단에 사용되는 탐색자를 항문과 직장으로 넣어 자궁, 전립선, 대장 등, 항문 주위의 병터를 진단하는 방법.

남한어	영어	북한어
직장내초음파	endorectal ultrasound	직장내초음파

고에너지 초음파를 내는 탐색자를 직장 내에 삽입하여 시행하는 초음파검사법. 내부 조직이나 기관에 부딪혀 되돌아오는 음파가 만드는 메아리를 초음파도라고 한다. 초음파도를 이용하여 직장과 전립선을 비롯한 그 주변 조직의 이상을 알아볼 수 있다. ERUS, transrectal ultrasound (TRUS)라고도 한다.

남한어	영어	북한어
직장선반	rectal shelf	직장선반
직장손가락검사	digital rectal examination, DRE	직장수지검사, 직장수자검사
직장암	rectal cancer	직장암

직장에 발생한 악성종양. 대부분의 직장암은 장 점막에서 발생하는 샘암종이며, 이 외에도 유암종, 림프종, 육종, 편평상피암 등이 있다.

남한어	영어	북한어
직장탈출	rectal prolapse	직장탈출

남한어	영어	북한어
진성적혈구증가증, 참적혈구증가증	polycythemia vera	진짜(성)적혈구증다증

적혈구가 너무 많이 형성되는 질환. 과다 생성된 적혈구로 인해 혈액 밀도가 증가하며 혈전, 혈압상승 등의 문제를 일으키고 비장(지라)에 축적되어 비장이 커진다. 백혈구와 혈소판이 함께 증가하기도 한다.

남한어	영어	북한어
진정제	sedative	진정약
진행위암	advanced gastric cancer	진행성위암
질경유초음파	transvaginal ultrasound, TVUS	경질초음파

질을 통하여 초음파 탐색기(탐촉자)를 삽입한 후 탐색기를 통해 초음파를 내보내고 반향되는 음파를 이용하여 자궁, 난소, 자궁관(난관), 방광 등의 상태를 알아보는 방법. 음파를 컴퓨터로 수집하고 영상을 만들 수 있으며 이를 초음파도(sonogram)라고 한다. transvaginal sonography, TVS라고도 한다.

남한어	영어	북한어
질식, 조임, 교액	strangulation	교약, 감돈, 교살
질암	vaginal cancer	질암

여성생식기인 질에서 발생하는 암. 질암의 대부분은 편평상피세포암이다. 그 외에 흑색종, 육종, 샘암(선암)도 발생할 수 있다.

남한어	영어	북한어
질장착기	vaginal applicator	질주입기
짧은장증후군	short bowel syndrome	짧은소장증후군

남한어	영어	북한어
차단, 마취차단, 차폐(물)	block	차단, 봉쇄
차폐	shielding	차페
척삭종	chordoma	척삭(색)종

보통 아래쪽 척주 또는 머리뼈 바닥(두개골 기저부)에서 시작하는 뼈암(골암)의 한 종류.

남한어	영어	북한어
척수더부신경, 척수부신경	spinal accessory nerve	척추부신경
척수더부신경병증, 척수부신경병증	spinal accessory neuropathy	척주부신경병증
척수종양	spinal cord tumor	척수종양
천식	asthma	천식
천자	paracentesis	천자술, 복강전차
철결핍빈혈	iron deficiency anemia	철결핍성빈혈
청신경종, 속귀신경종	acoustic neuroma, vestibular schwannoma	청신경종

귀로 가는 주된 신경(청신경 또는 8번 뇌신경)에 발생하는 양성종양. 수술로 완전히 종양을 제거하는 경우 청력소실, 얼굴 마비 또는 균형감각 상실 등의 수술 합병증이 생길 수도 있다. 최근에는 종양의 일부만 수술로 제거하고 방사선치료를 함께 시행하는 방식으로 합병증의 위험성은 낮추면서 수술로 종양을 완전히 제거한 경우와 동등한 결과를 내고 있다. 청신경초종, 안뜰신경집종, 소뇌다리뇌각종양이라고도 한다.

남한어	영어	북한어
체부정위방사선요법	stereotactic body radiation therapy	정위체부방사선치료

정위법(정확하게 종양 부위에 방사선을 쪼이기 위해 특수한 장치를 사용해 환자의 위치를 고정하는 방법)을 이용하여 고선량(고에너지) 방사선을 종양 부위에 쪼이는 외부 방사선치료법의 일종. 주로 뇌종양, 초기 폐암에서 사용된다. 정위 외부방사선치료(stereotactic external-beam radiation therapy)라고도 한다.

남한어	영어	북한어
체적조절활모양방사선요법	volumetric modulated arc therapy	체적조절호형방사선치료
초음파	ultrasound, US	초음파
초음파유도생검	ultrasound-guided biopsy	초음파유도하생검

몸 안의 종양이나 비정상적으로 보이는 병터를 초음파로 보면서 조직을 떼어내어 시행하는 조직검사.

남한어	영어	북한어
초조	agitation	불안
촉각환각, 환촉	tactile hallucination	환촉
촉진인자, 가속기	accelerator	가속기
총담관낭, 온쓸개관낭	choledochal cyst	총담관낭
총조직검사	gun biopsy	총조직검사
추가선량	boost dose	추가선량
추가조사영역	boost field	추가조사(쪼임)령역
출혈점	petechia	점상출혈, 일혈점

남한어	영어	북한어
충수, 막창자꼬리	appedix	충수
충수염	appendicitis	충수염
충수절제	appendectomy	충수절제술
충혈	red eye	충혈
췌(장)십이지장절제	pancreaticoduodenectomy	십이지장취장절제술

췌장암을 치료하기 위해 췌장 일부와 주위 장기를 외과적으로 제거하는 방법. 췌장암이 머리 부분에 있을 때 췌장의 머리와 샘창자(십이지장), 소장 일부, 위의 하부, 총담관과 담낭을 절제하는 수술.

남한어	영어	북한어
췌장암	pancreatic cancer	취장암

췌장에 생기는 여러 종류의 암을 포괄적으로 말하는 용어. 췌장암의 90% 이상은 췌관(이자관)의 샘세포에 암이 생긴 샘암종(선암종, adenocarcinoma)이고, 그 외에 세엽세포암종(acinar cell carcinoma), 신경내분비종양(neuroendocrine tumor) 등이 발생한다. 췌장암의 증상은 비특이적인 복통, 식욕부진, 체중감소, 황달 등이 가장 흔하다. 암이 췌장에 국한되고 전이가 없으면 1기, 암이 주변 장기로 퍼져 있지만 주요 동맥 혈관의 침범이 없는 경우는 2기, 암이 주요 동맥 혈관을 침범하여 국소적으로 진행됐거나 수술이 불가능한 경우는 3기, 폐나 복막, 간 등 먼 장기로까지 암이 전이했다면 4기로 분류한다.

남한어	영어	북한어
췌장액	pancreatic juice	취장액
측량기	survey meter	측량기
측면영상	lateral view	측면영상
치료계획장치	treatment planning system	치료계획장치
치료목절제	therapeutic neck dissection	치료적경부림파절박리
치료테이블	couch	치료테이블
치밀유방	dense breast	치밀유방

남한어	영어	북한어
치열	anal fissure	홍문렬상
치조골절제	alveolectomy	치조골절개(제)
치핵	hemorrhoids	치핵, 치질
침샘암	salivary gland cancer	침선종양

침샘에서 발생하는 악성종양. 침샘은 큰 침샘인 귀밑샘(이하선, parotid gland), 턱밑샘(악하선, submandibula gland), 혀밑샘(설하선, sublingual gland)과 입안의 여러 곳에 분포하여 소규모로 침을 분비하는 작은 침샘으로 구성된다. 침샘종양은 주로 귀밑샘에서 발생하며 턱밑샘과 작은 침샘에서 발생하기도 한다. 침샘종양은 조직학적으로 다양하며, 경우마다 치료에 대한 반응 및 예후도 다양하다.

남한어	영어	북한어
침습유방암	invasive breast cancer	침윤유선암

유방에서 시작된 암세포가 주변의 정상 조직으로 파고들어 퍼진 암. 가장 흔한 유형은 침습도관암(invasive ductal carcinoma)이며, 이는 유방의 소엽에서 젖꼭지까지 모유를 운반하는 얇은 튜브인 젖관(유관)에서 기원한 암이다. 또 다른 유형은 유방의 소엽(유선)에서 기원하는 침습 소엽암이다. 침습 유방암은 혈액 및 림프계를 통해 신체의 다른 부위로 퍼질 수 있다. 침윤 유방암(infiltrating breast cancer)이라고도 한다.

남한어	영어	북한어
칸디다증	candidiasis, monilliasis	칸디다증, 모닐리아증

진균의 일종인 칸디다(candida)에 의해 신체의 일부 또는 여러 부위가 감염되어 발생하는 감염질환. 사람에게 정상적으로 존재하는 균이지만, 유아나 노인, 면역억제제 사용자, 항암치료를 받는 암 환자나 후천 면역결핍 증후군(AIDS) 환자 등 인체의 면역력이 떨어진 경우에 잘 감염된다. 피부나 입안 점막에 국한된 감염증이 잘 일어나나 드물게 전신에 퍼질 수도 있다.

남한어	영어	북한어
칼돌기, 검상돌기	xyphoid process	검상돌기
컴퓨터단층촬영	computed tomography scan	콤퓨터단층촬영

몸 안의 상세한 일련의 사진을 만들기 위해 엑스선을 이용하여 서로 다른 각도에서 촬영한 영상을 재구성하여 조직과 장기의 삼차원영상을 만드는 촬영 방법. 조영제를 정맥주사 하면 조직과 장기에 분포되어 이 조직과 장기가 더 잘 보이게 해 준다. 컴퓨터 단층촬영법은 질병을 진단하고, 치료 반응 평가에 이용될 수 있다. CAT scan, computerized axial tomography scan, computerized tomography, CT scan이라고도 한다.

남한어	영어	북한어
컴퓨터단층촬영혈관조영	computed tomography angiography	콤퓨터단층촬영혈관조영술

조영제를 정맥 주사하고 여러 각도에서 엑스선을 조사하며 컴퓨터 단층촬영을 시행하여 혈관과 몸 안 혈류의 자세한 영상을 얻는 검사법. 컴퓨터 단층촬영 혈관조영술은 동맥류(혈관 벽의 튀어나온 것), 동맥 폐색(막힘), 혈전 그리고 다른 혈관 문제를 진단할 수 있다. CT 혈관조영법 또는 CTA라고도 한다.

남한어	영어	북한어
케모포트삽입술	chemoport insertion	케모포트삽입
케이-라스유전자, *K-ras*유전자	*K-ras* gene	*K-ras*유전자

세포의 성장, 성숙, 죽음을 조절하는 세포 신호전달경로에 관여하는 케이라스(KRAS)라고 불리는 단백질을 만드는 유전자. 이 유전자의 자연적이고 변하지 않은 형태를 야생형 *K-ras*라고 하며,

돌연변이 형태는 비소세포 폐암, 대장암, 췌장암을 포함한 일부 암에서 발견된다. 이러한 변화들은 암세포가 몸 안에서 자라고 퍼지는 데 도움을 줄 수 있다. 환자의 종양이 야생형인지 돌연변이 *K-ras* 유전자를 가졌는지를 아는 것은 암 치료를 계획하는 데 도움이 된다.

코위관, 위관	gastric tube	비위관

코를 통해 인후, 식도를 거쳐 위로 관을 삽입하여 높은 칼로리의 영양액을 공급하기 위한 관. 위장 내의 물질을 제거하기 위해 삽입하기도 한다. 코위관(nasogastric tube, NG tube)이라고도 한다.

코인두암	nasopharyngeal cancer	비인두암
쿼티아핀	quetiapine	쿠에티아핀
크론병	Crohn's disease	크론병
크롬친화세포종	pheochromocytoma	갈색세포종, 크롬친화세포종

부신 중심부에서 아드레날린을 과도하게 만들어 내는 양성종양. 고혈압, 발작성 두통, 심장두근거림, 안면홍조, 구역, 구토를 일으킬 수 있다.

크루켄베르크종양	Krukenberg tumor	크루켄베르그종양

소화기관, 특히 위암으로부터 난소로 전이된 상태. 점액 변성과 반지세포(signet ring cell)가 특징적이고 대부분 양쪽 난소 모두 침범된다. 원발암이 진행된 다음에 발견되기 때문에(암 4기), 쿠르켄베르그종양(Krukenberg tumor)이 발견된 지 약 1년 이내에 대부분의 환자가 사망한다.

큰굽이, 대만곡	greater curvature	위대만
큰귓바퀴신경, 대이개신경	greater auricular nerve	대이개신경
클로나제팜	clonazepam	클로나제팜

남한어	영어	북한어
타이로젠	thyrogen	티로젠

실험실에서 만들어지는 갑상선자극호르몬(갑상선호르몬의 합성과 분비를 유도하는 호르몬)의 한 형태. 분화 갑상선암 환자에서 병 상태를 확인하거나 잔여 병터를 치료하는 데 사용한다.

남한어	영어	북한어
타이록신, 티록신	thyroxin	티록신

갑상선에서 만들어지며 요오드를 함유하고 있는 호르몬. 티록신은 세포 내 화학반응을 촉진하여 세포의 성장과 발달을 조절하는 역할을 한다. 갑상선호르몬의 주된 형태이다. 티록신은 실험실에서 만들 수도 있으며 갑상선질환에서 사용된다. L-3,5,5'-tetraiodothyronine, T4, thyroxine이라고도 한다.

남한어	영어	북한어
탄소이온방사선치료	carbon ion radiotherapy	탄소이온방사선치료
탈분화연골육종	dedifferentiated chondrosarcoma	역분화연골육종
탈분화지방육종	dedifferentiated liposarcoma	역분화지방육종
탈장, 탈출	hernia	헤르니아
탈조건화, 상태악화	deconditioning	상태악화
턱끝밑림프절, 이하림프절	submental lymph node	턱밑림파절
턱밑림프절, 악하림프절	submandibular lymph node	악하림파절
턱밑신경절, 악하신경절	submandibular ganglion	악하신경절

남한어	영어	북한어
테크네튬	technesium	테크네티움, 테크네슘

원자번호 43, 원자량 99. 원소기호 Tc인 금속 인공 방사성원소. 더 안정적인 동위원소는 테크네튬-99이며 동위원소인 테크네슘-99m이 의학적 진단에 많이 쓰인다.

남한어	영어	북한어
토혈	hematemesis	토혈
투명세포골육종	clear cell osteosarcoma	세포골육종
투명세포연골육종	clear-cell chondrosarcoma	밝은세포(명세포)연골육종
투명세포연부조직육종	clear cell sarcoma of soft tissue	밝은세포(명세포)육종
투시술	fluoroscopy	(렌트겐)투시(검사)
트라이츠인대	ligament of Treitz	트라이쯔인대
트라조돈	trazodone	트라조돈
트리아졸람	triazolam	트리아졸람
특발폐섬유증	idiopathic pulmonary fibrosis	특발성페섬유화
특발혈소판감소자반병	idiopathic thrombocyto-penic purpura, ITP	특발성혈소판감소성자반병
틀, 테	frame	틀, 테
틈새경유식도절제	transhiatal esophagectomy	경렬공식도절제술
티아넵틴	tianeptine	티아넵틴

ㅌ

남한어	영어	북한어
파록세틴	paroxetine	파록세틴
파종혈관내응고	disseminated intravascular coagulation, DIC	파종성혈관내(피)응고, 범발성혈관내응고
파파니콜로검사, 자궁경부질세포검사	Papanicolaou test, pap test	자궁경부세포진검사

자궁경부나 질 표면에서 떨어져 나온 세포를 현미경으로 관찰하여 암이나 전암 단계에 있는 비정상 세포 유무를 진단하는 검사법. 흔히 팝검사(Pap test)라고 하는데 이는 그리스계 미국인 의사 파파니콜로(Papanikolaou)에 의해 개발되었다. 암과 관련이 없는 감염이나 염증에서도 비정상 세포가 나타날 수도 있다.

남한어	영어	북한어
팍실	Paxil	팍실

우울증과 불안 장애의 치료에 사용되는 약제. 선택적 세로토닌 재흡수 억제제(selective serotonin reuptake inhibitor, SSRI)의 일종이다. 상품명이 팍실(Paxil)이다.

남한어	영어	북한어
팔신경얼기, 상완신경총	brachial plexus	상완신경총
편도암	tonsil cancer	편도종양(암)

양측 입천장에 존재하는 림프절인 편도에서 생기는 암종. 발생되는 세포 종류에 따라 상피세포에서 기원하는 편평상피세포암, 림프 조직에서 기원하는 림프종, 침샘에서 기원한 침샘암으로 나눌 수 있다.

남한어	영어	북한어
편평세포암종	squamous cell carcinoma	편평세포암, 편평상피암

편평상피세포에서 기원한 암. 편평상피세포는 물고기의 비늘처럼 보이는 얇고 평평한 세포이며, 피부 표면을 덮거나 호흡기와 소화기의 속 공간(내강)을 덮는 조직을 구성한다. 폐, 피부, 식도, 두경부, 자궁경부, 질, 항문에서 발생하는 대부분의 암은 편평상피세포암이다.

남한어	영어	북한어

평활근육종	leiomyosarcoma	활평근육종

평활근세포에서 발생하는 악성종양. 신체 모든 곳에서 발생할 수 있지만 대부분 자궁 또는 소화 기관에 나타난다.

폐관류스캔	lung perfusion scan	페관류스캔
폐기능검사	lung function test, pulmonary function test, PFT	페장기능검사

폐가 얼마나 잘 작동하는지를 검사하는 방법. 폐가 얼마나 많은 양의 공기를 저장할 수 있는지, 공기를 얼마나 빨리 들어오고 배출할 수 있는지를 검사한다. 또한 숨 쉬는 동안 산소는 얼마나 많이 사용되는지, 이산화탄소는 얼마나 많이 배출할 수 있는지를 알 수 있다. 이는 치료할 때 치료가 얼마나 잘 되었는지에 대한 판단 근거가 되기도 한다. PFT, 호흡기능검사라고도 한다.

폐렴	pneumonia	페염(렴)
폐색전증	pulmonary embolism	페색전증
폐샘암종	adenocarcinoma of lung	페선암
폐암	lung cancer	페암

폐에 발생한 암. 일반적으로 공기의 통로 안을 덮고 있는 기관지 혹은 세기관지 점막세포에서 기원한다. 암세포의 크기와 형태를 기준으로 크게 소세포(small cell) 폐암과 비소세포(non-small cell) 폐암 두 종류로 나눌 수 있다. 소세포 폐암은 비소세포 폐암에 비해 비교적 빨리 자라고 전이가 잘되어 예후가 나쁘다. 비소세포 폐암은 폐암의 80~85%를 차지하며 이는 다시 샘암(선암), 편평상피세포암, 대세포암 등으로 나눌 수 있다. 폐암의 가장 중요한 발병 요인은 흡연이고, 금연만으로 약 90% 정도의 폐암을 예방할 수 있다. 폐암은 전체 암 중에 사망률이 가장 높은 암으로 조기 검진을 통해 사망률을 낮출 수 있다. 국가 암검진 프로그램에서 55세에서 74세인 남녀 중 30갑년 이상의 고위험 흡연자는 매년 저선량 흉부 전산화단층 촬영검사를 받도록 권고하고 있다.

폐절제	pneumonectomy	페절제(술)

좌우의 폐 가운데 한쪽 폐를 모두 제거하는 수술. 한쪽 폐의 하나의 엽만 제거하는 경우를 엽절제술이라고 하며 엽의 한 구역만 제거하는 경우를 구역절제술이라한다. 폐절제술을 할 경우 단순히 병이 있는 폐만 제거하는 것을 단순 폐절제술이라고 하며 폐 주위의 조직을 같이 제거하는 경우를 흉막외절제술(가슴막바깥절제술)이라고 한다.

남한어	영어	북한어
폐편평상피세포암종	squamous cell carcinoma of lung	폐편평세포암
폐포, 이틀	alveolus	페포
포도막염	uveitis	포도막염
포상연부육종	alveolar soft part sarcoma	포상연부육종

15세에서 35세 사이 여성에서 호발하는 드문 연조직암. 장기 및 조직을 지지하며 둘러싸는 부드러운 조직에서 시작한다. 일반적으로 다리에 발생하지만 팔, 손, 머리 또는 목에도 발생할 수 있다. 비교적 초기에 다른 장기(폐, 뇌, 뼈)로 퍼지는 경향이 있어 예후가 좋지 않다.

남한어	영어	북한어
포상횡문근육종, 꽈리횡문근육종	alveolar rhabdomyosarcoma	포상횡문근육종

청소년기에 사지 및 몸통에서 주로 발생하는 연조직육종의 일종. 횡문근으로 분화될 태아 조직에서 기원한다. 약자로 ARMS이라고 한다.

남한어	영어	북한어
표재측두동맥, 얕은관자동맥	superficial temporal artery	표재측두동맥
표적, 목표	target	표적, 목표
표적요법	targeted therapy	표적(목적의식적인)치료

특정한 암세포를 표적으로 공격하여 효과를 높이고 정상세포 손상을 최소화하는 치료. 암세포의 성장과 진행에 필요한 특정 효소의 작용이나 단백질, 분자 등을 억제하여 효과를 나타내는 약제도 있고 면역체계를 조절하여 면역세포가 암세포를 죽이도록 돕는 약제도 있으며, 암세포 내로 독성 물질을 전달하여 효과를 나타내는 약제도 있다. 소분자 물질이거나 단클론항체인 경우가 많다. 표적치료는 세포독성 항암 화학요법보다 골수억제 등의 부작용이 적게 나타날 수 있다.

남한어	영어	북한어
표적치료제	targeted agents	표적치료
표준섭취계수	standardized uptake value, SUV	표준섭취계수

남한어	영어	북한어

표지유전자 genetic marker 유전자표식자

염색체의 알려진 위치에 있는 DNA의 특정 염기서열. 각 염색체에는 많은 표지유전자가 있다. 표지유전자와 염색체에서 서로 가까이 있는 유전자는 일반적으로 함께 상속된다(부모에서 자식으로 전달됨). 이것은 연구자가 가족 내에서 특정한 질병이나 특성을 일으킬 수 있는 표지유전자 근처의 유전자를 발견하는 데 도움이 될 수 있다. 표지유전자의 예로는 단일 뉴클레오티드 다형태(single nucleotide polymorphism, SNPs)와 미세 반복 염기서열(microsatellites)이 있다.

프로작 Prozac 프로작

플루옥세틴(fluoxetine)의 상품명.

프로트롬빈시간 prothrombin time, PT 프로트롬빈시간

프리스티그 Pristiq 프리스티그

플루오로데옥시글루코오스 fluorodeoxyglucose 플루오로데족시글루코스

플루옥세틴 fluoxetine 플루오제틴

피53유전자, *p53*유전자 *P53* gene *p53*유전자

정상 상태에서 종양의 성장을 억제하는 종양억제유전자. 세포의 이상 증식이나 돌연변이가 일어나지 않도록 막아주는 유전자이다. 이 유전자는 많은 종류의 암에서 변형되어 있으며, 이 유전자가 변형되거나 손상되면 암이 잘 발생한다.

피부경유간담도배액술, 경피간담도배액술 percutaneous transhepatic biliary drainage, PTBD 경피간담도배액술

방사선 투시영상 유도하에 배액관을 체외에서 삽입하여 간 속 담도에 위치시켜, 정상적으로 배출되지 못하는 담즙을 체외로 배출시키는 시술. 담도가 좁아져 담즙 정체 황달 등의 증상이 나타날 때 담즙 배출을 위해 시행할 수 있다.

피부경유내시경위창냄술 percutaneous endoscopic gastrostomy 경피적내시경하위루조설술

내시경을 이용하여 배 벽(복벽)과 위에 샛길(누공)을 만드는 수술. 이를 통해 위장 내 압력을 줄일 수도 있고 장기간의 영양 공급이 가능하다.

남한어	영어	북한어
피부경유바늘생검, 경피바늘생검	percutaneous needle biopsy	경피적바늘생검

바늘을 피부로 통과시켜 몸 안에 있는 조직을 채취하여 현미경으로 관찰하는 조직검사 방법.

피부경유배액, 경피배액	percutaneous drainage	경피
피부경유신장창냄술, 경피신장창냄술	percutaneous nephrostomy, PCN	경피적콩팥창냄술

피부를 통해 콩팥에서 바깥으로 소변이 나오도록 카테터를 삽입하는 시술법. 경피 콩팥창냄(술), 경피 신루조성술이라고도 한다.

피부경유위창냄술	percutaneous gastrostomy	경피적위루조설(술), 경피적위조루술
피부경유흡인생검, 경피흡인생검	percutaneous needle aspiration	경피적흡인생검
피부암	skin cancer	피부암

피부 조직에서 형성되는 암. 피부암에는 멜라닌세포에서 형성되는 흑색종과 같이 예후가 나쁜 암들이 있는가 하면 표피에서 유래하는 기저세포암과 편평세포암과 같이 비교적 예후가 양호한 암이 대부분을 차지하고 있다. 드물게 메르켈세포암, 림프종, 카포시육종, 연조직육종, 땀샘암 등과 같은 암이 피부에 나타날 수 있다. 피부암은 광선에 장기간 노출된 나이 든 사람에게서 일반적으로 많이 생긴다.

필라델피아염색체	Philadelphia chromosome	필라델피아염색체

22번 염색체의 일부와 9번 염색체의 일부가 서로 자리를 바꾸어 발생하는 비정상 염색체. 만성 골수성 백혈병에서 특징적으로 발견되며 이것이 없을 경우는 예후가 나쁘다. 드물게 급성 림프구 백혈병에서도 발견된다.

남한어	영어	북한어
하인두암	hypopharyngeal cancer	하인두암
하트만수술	Hartmann's operation	하르뜨만수술
하행결장, 내림(잘록)창자	descending colon	하행결장
할로페리돌	haloperidol	할로페리돌

특정 정신 및 신경질환을 치료하는 데 사용하는 약제. 또한 일부 암 치료로 인한 욕지기와 구토를 치료하는 데에도 연구되고 있다. 항구토제의 한 종류이며 항정신병제의 하나로 할로페리돌이라고 한다. 상품명으로 Hadol이라고 한다.

남한어	영어	북한어
합병증	complication	합병증
항결핵제	antituberculous drugs	항결핵약(제)
항문	anus	홍문
항문경유절제	transanal excision	경홍문절제술
항문관	anal canal	홍문관
항문샛길	anal fistula	홍문루, 치루
항문암	anal cancer	홍문암

항문에 생기는 악성종양. 평균 60세 전후에 진단되며, 편평상피세포암종(squamous cell carcinoma), 총배설강암종(cloacogenic carcinoma), 악성 흑색종(malignant melanoma), 샘암종(adenocarcinoma) 등이 발생할 수 있다. 항문암의 위험 인자로는 사람 유두종 바이러스의 지속적인 감염, 장기 이식 후의 면역억제제 복용, 사람 면역결핍 바이러스 감염 등이 있다.

남한어	영어	북한어
항문주위고름집	perianal abscess	홍문주위농양

남한어	영어	북한어
항문피부선	anal verge, anocutaneous line	홍문연
항바이러스요법	antiviral therapy	항비루스치료
항불안제	anxiolytics	항불안약, 불안해소약(제)
항산균염색및배양	AFB stain and culture	항산균염색및배양
항생제	antibiotics	항생제
항암화학요법유발말초신경병증	chemotherapy induced peripheral neuropathy	화학료법유발말초신경장애, 말초신경질병, 말초신경병증

신체의 다른 부분들에서 통증, 무감각, 따끔거림, 부종 또는 근력 약화를 유발하는 신경 문제. 보통 손이나 발에서 시작하여 시간이 지남에 따라 악화된다. 말초신경병증은 암 또는 화학요법과 같은 암 치료에 의해 유발될 수 있다. 신체 상해, 감염, 독성 물질 또는 당뇨병, 신부전(콩팥기능부족), 영양실조와 같은 상태로 인해 발생할 수도 있다. 신경병증이라고도 한다.

남한어	영어	북한어
항우울제	antidepressant	항우울약(제)
항응고요법	anticoagulation therapy	항응고치료
항응고제	anticoagulants	항응고약(제)
항정신병제	antipsychotic	항정신병치료약(제)
항체의존세포매개세포독성	antibody dependent cell-mediated cytotoxicity	항체의존세포매개세포독성

항체에 의해 둘러싸여 특정 유형의 백혈구에 의해 표적세포 또는 미생물이 죽는 면역반응. 백혈구는 항체에 결합하고 표적세포 또는 미생물을 죽일 수 있는 물질을 분비한다. ADCC 또는 항체의존 세포매개 세포독성(antibody-dependent cell-mediated cytotoxicity)이라고도 한다.

남한어	영어	북한어
항핵항체	antinuclear antibody	항핵항체

세포핵 성분에 대한 자가면역 항체의 일종. 면역체계는 정상적으로는 외부 물질에 대한 항체만 생성하지만 일부 병적 상황에서는 자가단백에 대한 자가면역 항체를 생성한다. ANA라고도 한다.

남한어	영어	북한어
항히스타민제	antihistamines	항히스타민약(제)
혀밑신경, 설하신경	hypoglossal nerve	설하신경
혀뿌리	base of tongue	혀기저
혀신경, 설신경	lingual nerve	설신경
혀암	tongue cancer	혀암

혀에 생기는 암. 혀의 앞 2/3에 생기는 암은 구강암으로 분류되고 뒤 1/3에서 생기는 암은 구강인두암 혹은 인후(목구멍)암으로 분류된다.

남한어	영어	북한어
현미부수체불안정	microsatellite instability, MSI	미세위성불안정성

종양세포의 DNA에서 반복서열(microsatellites: DNA의 짧은 반복되는 서열)의 반복 횟수가 DNA가 복제될 때마다 다르게 발생하는 변화. 원인은 DNA가 복제될 때 이루어진 실수를 복구할 수 있는 유전자의 결함으로 여겨지고 있다. 대장암 중 유전 비폴립 대장암(hereditary nonpolyposis colon cancer)을 진단하는 데 매우 중요한 검사이다.

남한어	영어	북한어
혈관육종	angiosarcoma	혈관육종

혈관이나 림프관을 이루고 있는 세포에서 시작되는 암. Hemangiosarcoma라고도 한다.

남한어	영어	북한어
혈관조영, 동맥조영	angiography	혈관조영(법)

혈관에 조영제를 주입한 후 엑스선을 쪼이고 혈관 관련 영상을 얻는 방사선촬영술.

남한어	영어	북한어
혈관종	hemangioma	혈관종

혈관 조직에서 기원한 양성종양. 피부, 간에서 많이 발견된다.

남한어	영어	북한어
혈관주위상피모양세포종양	perivascular epithelioid cell neoplasm	혈관주위상피모양세포종양
혈관확장골육종	telangiectatic osteosarcoma	모세혈관확장성골육종

남한어	영어	북한어
혈구감소, 일부혈구감소	cytopenia(pancytopenia)	혈구감소증
혈변, 선혈변	hematochezia	혈변
혈소판	platelet	혈소판
혈소판감소(증)	thrombocytopenia	혈소판감소증

혈소판이 정상보다 적은 상태. 혈소판이 매우 적을 경우 멍이 잘 들거나 상처에서 과다한 출혈이 발생하거나 점막 출혈이 발생할 수 있다. 암 환자에서는 주로 화학요법의 골수에 대한 독성 작용으로 발생된다. 호지킨병, 백혈병, 지라항진증(비장항진증)의 원인이 되는 림프종 등은 혈소판감소증의 주원인이다. 이러한 환자에게는 혈소판 수혈이 필요하다.

남한어	영어	북한어
혈소판성분채집	plateletpheresis	혈소판성분채집
혈액응고검사	blood coagulation test	혈액응고검사
혈우병	hemophilia	혈우병
혈장분리교환	plasmapheresis	혈장분리교환
혈전색전증	thromboembolism	혈전(색전)증
협착	stricture	협착
형광제자리부합(법)	fluorescence in situ hybridization	형광제자리잡종형성

세포와 조직의 유전자 혹은 염색체를 시각화하는 실험 기법. Fluorescence in situ hybridization의 약자. 형광 염료를 포함하는 DNA 조각을 만들어서 유리 슬라이드 위의 세포나 조직에 첨가하고, 이 DNA 조각이 슬라이드 위의 특이 유전자 혹은 염색체에 결합하면 여기서 발생하는 형광을 특수 현미경으로 검출하는 방법이다. 약자로 FISH라고도 한다.

남한어	영어	북한어
형성이상, 이형성	dysplasia	이상증식, 이형증식, 상피이형증, 형성이상, 발육이상

암세포는 아니나 현미경으로 관찰해서 세포가 비정상적으로 보이는 상태. 시간이 지나면 간혹 암으로 진행되기도 한다. 비정상 정도에 따라 경도, 중등도, 고도로 구별한다.

형성이상모반	dysplastic nevus	형성이상모반

흑색종을 동반하거나 흑색종의 위험이 큰 색소 모반. 임상적으로 다수의 불규칙하고 혼재된 색상과 비대칭적이고 불규칙한 경계를 보이는 모반들이 관찰되며, 정상의 색소 모반보다 크기가 큰 것이 많다. 정상 모반이 암을 거의 유발하지 않는 데 비해 형성이상 모반은 암을 유발할 가능성이 크다. 가족력이 있는 경우도 있으며 이러한 상황을 가족성 형성이상 모반 증후군(familial dysplastic nevus syndrome)이라고 한다.

형질세포골수종	plasma cell myeloma	혈장세포골수종

다발골수종(multiple myeloma)의 동의어. 골수에서 항체를 생산하는 형질세포(plasma cell)가 비정상적으로 증식하는 혈액질환. 특히 뼈를 침윤(침범)하는 것이 특징이고 면역 장애, 조혈 장애 및 신장 장애를 일으킨다. 뼈의 용해성 병변, 신부전(신장기능부족), 빈혈, 반복되는 감염 등으로 인한 뼈 통증, 어지럼증 등의 여러 가지 임상 증상이 나타난다. 임상 증상이 나타나기 전에 보통 일정 기간의 무증상 기간이 선행되며 다발골수종 환자의 20%는 증상 없이 우연히 발견된다. 고령층에서 설명할 수 없는 빈혈이나 신장 기능 이상, 뼈 통증, 병적 골절 등이 나타날 수도 있다.

호르몬수용체	hormone receptor	호르몬감수체
호르몬요법	hormone therapy	호르몬료법

호르몬을 추가하거나 제거, 차단하여 병이나 병적 상태를 치료하는 방법. 체내에 호르몬이 부족할 경우 보충할 목적으로 시행하기도 하며, 자연적으로 몸 안에 존재하는 호르몬을 차단하여 전립선암이나 유방암과 같은 특수한 암의 성장을 억제하거나 멈추는 데 사용할 수도 있다. 때로는 호르몬 분비샘을 제거하여 특수한 호르몬을 몸에서 제거할 수 있다. 내분비요법(endocrine therapy), hormonal therapy, hormone treatment라고도 한다.

남한어	영어	북한어
호지킨림프종	Hodgkin lymphoma	호지킨림파종

리드-스텐버그세포(Reed-Sternberg cell)와 비정상적인 림프구 및 조직구 증식을 특징으로 하는 악성 림프종의 일종. 영국 의사 호지킨에 의해 처음 기술된 림프종의 대표적인 유형. 림프절 중심부에 존재하는 비(B)세포에서 유래되는 악성종양이다. 리드-스텐버그세포(Reed-Sternberg cell)라고 하는 큰 세포가 잘 나타나는 고전적 호지킨 림프종과, 림프구 및 조직구(팝콘세포)의 비정상적인 증식이 특징인 결절 림프구 우세형 호지킨 림프종으로 나눌 수 있다. 증상으로는 림프절, 비장의 무통성 비대와 열, 체중감소, 피로, 또는 야간 땀남 등이 있다. 항암요법, 방사선치료, 줄기세포치료 등으로 과거보다 생존율이 많이 호전 되었다. Hodgkin lymphoma라고도 한다.

남한어	영어	북한어
호흡곤란	dyspnea	숨가쁨, 호흡곤란, 숨차기
호흡연동방사선치료	respiratory gated radiation therapy	호흡연동방사선치료
호흡주기	breathing cycle	호흡주기
호흡중지	breath-hold	숨멈추기
홍색판	erythroplakia	홍반증

점막에 발생하는 붉은색의 유착성 반이나 판이라는 임상적 용어. 혀를 포함한 입안에 많이 생긴다. 전암 병터로 흡연과 음주가 발생 위험성을 높인다. 홍색형성증(erythroplasia)이라고도 한다.

남한어	영어	북한어
화학방사선요법	chemoradiotherapy	화학방사선료법

암 치료 효과를 높이기 위해 항암 화학요법을 방사선치료와 함께 사용하는 치료법. 화학방사선요법이라고도 한다.

남한어	영어	북한어
화학요법	chemotherapy	화학료법

암을 축소, 억제, 제거하기 위해 약물을 사용하는 치료법. 암의 종류나 약물에 따라 투여 방법이 달라진다. 약물을 한 가지만 사용하는 경우도 있지만 여러 약물을 같이 사용하는 병용요법이 흔히 사용되고 있다. 화학요법이란 말은 일반적으로 세포독성이나 세포분열을 억제시키는

남한어	영어	북한어

물질에 주로 사용하고, 유전과 관련된 물질이나 신호전달체계와 관련된 특수한 물질을 표적으로 사용할 경우는 표적치료란 말을 쓰고 있으며, 물질이 호르몬과 관련이 있을 경우는 호르몬치료란 말을 사용한다. 위의 3가지를 다 포함할 경우 전신요법(systemic therapy)이라는 말을 쓰기도 한다. 화학요법을 시행하기 위해 약물은 경구, 정맥주사, 근육주사, 척수, 복강, 방광으로 투여하기도 하고, 간암의 경우처럼 간 동맥으로 직접 투여하기도 한다. 방사선치료, 수술 등 다른 치료와 병행할 수도 있고, 단독으로 사용되기도 한다. 항암 화학요법이라고도 한다.

확산강조영상	diffusion weighted imaging, DWI	확산증감영상
환각	hallucination	환각
환시	visual hallucination	환시
환청	auditory hallucination	환청
활막육종	synovial sarcoma	활액막육종
활성화부분트롬보플라스틴시간	activated partial thromboplastin time, aPTT	활성화부분트롬보틀라스틴시간
황달	jaundice	황달
황반변성	age related macular degeneration	로인성황반변성
황체호르몬수용체	progesterone receptor	프로게스테론감수체

여성호르몬 중 하나인 프로게스테론과 결합하는 단백질. 유방암 환자의 약 65%는 프로게스테론 수용체에 양성이다. 프로게스테론이 이 수용체와 결합하면 암세포의 성장을 촉진하므로 프로게스테론 수용체는 유방암에서 중요한 작용을 하는 호르몬 수용체 중 하나이다. 따라서 호르몬이 수용체와 결합하는 것을 방해하거나 호르몬 자체의 분비를 억제하는 항호르몬요법으로 유방암을 치료할 수 있다.

회맹판막	ileocecal valve	회맹판
회장	ileum	회장

남한어	영어	북한어
횡문근육종	rhabdomyosarcoma	근육종

횡문근에서 발생하는 종양. 전신의 다양한 장기에서 발생하며 소아에서 발생하는 연조직육종 중 가장 흔한 종류이다.

횡행결장, 가로(잘록)창자	transverse colon	횡행결장
후두내시경술	laryngoscopy	후두경검사

거울(간접 후두경검사) 또는 후두경(직접 후두경검사)을 이용한 후두검사.

후두암	laryngeal cancer	후두암

후두에 발생하는 암. 조직학적으로 후두에서 기원하는 모든 암의 대부분은 편평상피암이며, 나머지는 육종, 샘암(선암), 신경내분비종양이다. 발생 부위별로 후두의 중앙에 있는 성문부(glottis)를 기준으로 성문위암, 성문암, 성문밑암으로 구분한다.

후위동맥	posterior gastric artery	후위동맥
흉강경술	thoracoscopy	흉강경검사

흉강경을 통해 가슴 내부를 검사하는 방법. 흉강경은 빛과 렌즈를 가진 얇은 관 모양의 기구이며 기구를 이용하여 조직을 떼어내어 현미경으로 관찰할 수도 있다.

흑색변	melena	흑색변
흑색종	melanoma	흑색종

멜라닌색소를 만들어 내는 멜라닌세포에서 기원하는 피부암. 피부암 중에서 가장 위험한 종류이며 유병률은 증가 추세에 있다. 가려움이나 통증 같은 자각증상이 없고, 평범한 검은 반점이나 결절로 보이는 경우가 많다. 반점이나 결절이 비대칭성, 불규칙한 경계, 다양한 색조를 보이거나, 크기가 큰 경우 악성화를 의심할 수 있다. 피부에서 가장 흔히 발생하나 입안, 눈, 창자와 같은 다른 기관에서도 발병할 수 있다. 자외선이 가장 중요한 암 발생 요인이며 그 이외에도 기존에 있던 색소 모반에서도 생길 수 있다. 수술이 가장 흔한 치료법이나 최근에 다양한 항암제, 면역요법 등도 많이 시행되고 있다.

흡수장애	malabsorption	흡수결핍, 장애
흡인폐렴	aspiration pneumonia	흡인성폐염, 연하성폐염

기타

남한어	영어	북한어

B형간염바이러스 hepatitis B virus, HBV B형간염비루스

간세포에 감염되어 비(B)형 간염을 일으키는 바이러스. 약자로 HBV라고 한다. 크게 주삿바늘을 통해 후천적으로 감염되는 경우와 선천적으로 어머니로부터 감염되는 경우가 있다. 감염된 사람의 대부분은 별다른 증상이 없는 경우도 많으나 감염 기간이 길어지면 간경화 및 간암으로 발전할 수도 있다.

C형간염바이러스 hepatitis C virus, HCV C형간염비루스

간세포에 감염되어 시(C)형 간염을 일으키는 바이러스. 약자로 HCV라고 한다. 감염 기간이 길어지면 간경화 및 간암으로 발전할 수 있다.

D1 림프절절제(술) D1 lymph node dissection D1 림파절박리

D2 림프절절제(술) D2 lymph node dissection D2 림파절박리

T1 강조영상 T1 weighted image, T1WI T1 강조영상

T2 강조영상 T2 weighted image, T2WI T2 강조영상

X선 X-ray 뢴트겐촬영(렌트겐촬영)

7번염색체 chromosome 7 7번염색체

대부분의 사람이 가진 세포핵에서 발견되는 46개의 염색체 쌍 중 하나. 종양표지자의 한 유형으로 방광암, 백혈병 및 림프종 환자에서 특정 변화가 발견된다. 따라서 7번 염색체의 변화를 확인하는 것은 암을 진단하거나 암의 재발을 확인하는 데 도움이 될 수 있다.

I 남한어 찾아보기

남한어

ㅂ

ㅅ

ㅇ

ㅈ

ㅌ

ㅍ

ㅎ

기타

| 북한어 찾아보기

북한어

ㄴ

ㄷ

ㄹ

ㅁ

ㅂ

ㅇ

ㅈ

ㅎ

기타

| 영어 찾아보기

B

영어

C

D

I

J

K

L

M

N

T

U

V

참고문헌

남한:

국립암센터. (2019). 암용어사전, 국립암센터.

북한:

백양, 김석철, 박정민, 김승국, 석용국, 채수복, 김영필, 박춘민, 현창호. (2017). 도조의학용어사전. 의학과학출판사.

남북한 암용어사전
South-North Korea Cancer Terminology Dictionary

초판 1쇄 발행 2022년 12월 20일

지은이 국립암센터·고양시
펴낸이 서홍관
펴낸곳 국립암센터 NATIONAL CANCER CENTER
등록일자 2000년 7월 15일
등록번호 일산 제116호
주소 경기도 고양시 일산동구 일산로 323
출판 031) 920-1957
관리 031) 920-1377
팩스 031) 920-1959

대표전화 1588-8110
홈페이지 www.ncc.re.kr

ISBN 978-89-92864-59-6(11510)
값 35,000원

값 35,000원
11510
9 788992 864596
ISBN 978-89-92864-59-6